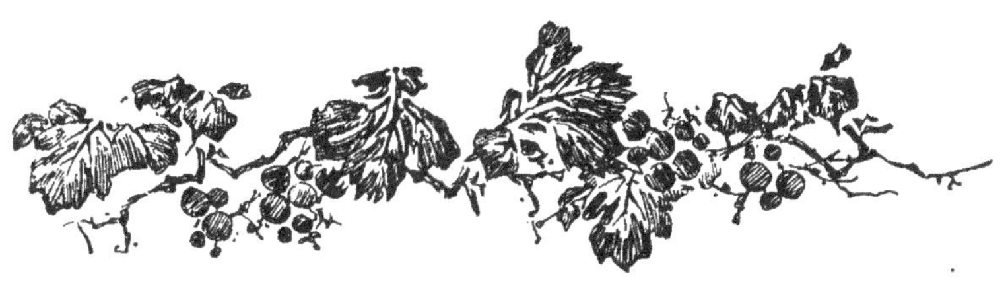

LE SENS AURICULAIRE DE L'ESPACE,

PAR

PIERRE BONNIER.

Cette étude ne repose que sur des faits déjà interprétés maintes fois ; elle ne peut se recommander de l'autorité que donnent l'expérimentation et la théorie, car nous n'avons aucune expérience, aucune induction théorique ; les faits que nous rappelons ne nous sont, en aucun cas, personnels et nous ne les tenons le plus souvent que de seconde main, exploités antérieurement par des hypothèses entièrement opposées à la nôtre, et revêtus d'une signification d'emprunt dont il nous a fallu les dénuder.

Aussi ne trouvera-t on dans cette recherche qu'un simple essai de dialectique physiologique, appuyée sur un peu d'anatomie comparée, visant plus à détruire des conceptions théoriques trop longtemps accréditées, et devenues absolument insuffisantes, qu'à créer une théorie vivace. C'est une manière personnelle de concevoir un sujet qui a toujours été interprété différemment.

Il y a dans tout le domaine scientifique actuel plus de faits qu'il n'en faut pour établir des conceptions générales totalement étrangères à celles qui ont cours. L'école du Fait, qui a enrichi la science, a, peu à peu, atrophié chez nous les facultés dialectiques que l'on s'attachait autrefois à développer trop exclusivement : l'observation objective est arrivée à une supériorité de méthode et à une puissance d'analyse chaque jour plus fécondes; mais quel merveilleux degré de clairvoyance n'avait pas atteint l'observation subjective, la Dialectique des anciens ?

Deux exemples mesureront l'écart : d'un côté, LEIBNITZ définissant l'espace, « l'ordre des choses coexistantes », observation toute objective faite par un dialecticien ; de l'autre, un expérimentateur, DE CYON, localisant le *sens de l'espace* dans une fonction mal définie d'une partie de l'appareil périphérique du nerf auditif. Le plus grand, le plus compréhensif de tous les sens, celui qui nous révèle le non-moi et le moi lui-même, l'opération fondamentale de toute connaissance objective et de toute conscience, se trouve fixé par une expérience dans laquelle on ne constate, en dernière analyse, « qu'un trouble dans l'ordre de *certains* mouvements organiques coëxistants. »

N'est-il pas évident que le sens de l'espace est plus large que la fonction d'équilibre, et que tous nos sens ne sont que des appareils se partageant l'analyse de l'espace, révélé par le mouvement de toute modalité.

Est-ce que l'œil ne possède pas un sens merveilleux de l'espace ; est-ce que la vue et le toucher ne nous révèlent pas l'espace sous des notions de forme et de mouvement, de couleur et de surface, notions bien plus objectives que celles que fournissent l'oreille et l'odorat ?

Le chien flaire l'espace et s'y dirige ; on peut donc dire que le sens de l'espace appartient à tous les organes des sens, car dès qu'à la perception de nature s'adjoint la notion d'orientation, il y a analyse d'espace et tous les sens, les plus subtils comme les plus obtus, orientent. Tout le sensus est compris dans une opération dont les limites sont, en quelque sorte, étendues à deux sphères concentriques s'éloignant sans cesse l'une de l'autre, la connaissance objective et la connaissance subjective. Toutes deux ont l'infini pour limite, ou l'absolu. Nous croyons sans cesse que l'absolu est du domaine de notre révélation, et cet optimisme, cette foi psychique pure nous fixe à tout moment à des synthèses qui règnent un instant, le temps d'un arrêt, et qui tombent bientôt. Toutes les opérations du sensus se réduisent finalement à des appréciations de mouvement ou de force, à des révélations d'espace : la matière étant une des nombreuses manières d'être de l'espace, la force étant le conflit entre deux ou plusieurs manières d'être de l'espace et le mouvement étant le résultat de ce conflit, c'est-à-dire la substitution d'une manière d'être à une autre ; aucune définition n'est réellement possible objectivement, et ce serait vouloir être à plaisir dupe de soi-même que de chercher à établir la fixité d'une définition objective, dans cette investigation métaphysiologique où l'on ne possède aucun terme irréductible.

Quand nous nous servons du titre de sens auriculaire de l'espace, nous ne parlons donc que de la révélation de l'espace par l'appareil auriculaire et ses ascendants dans la série organique, depuis l'apparition même de la sensibilité. L'audition fait partie, un peu tard, de la fonction auriculaire, et elle appartient au sens de l'espace dont elle analyse certains ébranlements rythmés.

Nous avons, dans cette étude, réduit à des schémas très simples des appareils parfois très complexes, et nous avons pensé ainsi en faire suivre plus aisément la filière. Une bibliographie complète eût été considérable, on la trouve, d'ailleurs, dans bien des ouvrages classiques. Les auteurs que nous citons et à qui nous faisons des emprunts sont trop connus de ceux qui s'attachent à notre sujet, pour qu'il soit nécessaire de multiplier les indications.

I. IRRITABILITÉ.

La propriété fondamentale de toute matière protoplasmique élémentaire, au point de vue qui nous occupe, est ce qu'on a appelé *irritabilité*.

Il semble que ce soit une forme spéciale d'élasticité moléculaire propre à la matière vivante, une élasticité qui serait sentie par la matière elle-même. La combinaison de la double faculté d'être susceptible d'une action et capable d'une réaction caractérise l'élasticité : si la réaction égale l'action, il y a élasticité simple ; si, pour des raisons de structure moléculaire, la réaction ne peut égaler l'action, celle-ci progresse : il y a *conduction*.

D'autre part, toujours par un effet de la composition moléculaire, la conduction peut être particulièrement favorable à la transmission de tel ou tel agent, ou bien lui refuser son élasticité et provoquer ainsi une transformation de force. Il est enfin des cas où une puissance de réaction, latente jusque-là, se révèle soudainement sous une action très faible. Si nous examinons la matière organisée et vivante, nous trouvons de même des cas où une action se voit immédiatement neutralisée ; d'autres aussi dans lesquels le protoplasma réagit comme une simple matière non organisée ; il semble d'autres fois non seulement accueillir l'agent en présence, mais encore lui offrir une élasticité remarquable, et devenir pour lui un conducteur excellent.

Cette conduction centripète caractérise la *sensibilité*, spécialisée plus tard peu à peu pour les différentes modalités de l'impression. Puis, il se fait dans la matière une sorte de réserve où la puissance réactionnelle s'accumule pour se dépenser ensuite en conduction centrifuge, dite *motricité*. Les deux grandes manifestations physiques de la matière vivante peuvent ainsi se ramener à une organisation toujours supérieure de l'élasticité protoplasmique.

Capitalisation.

Mais il ne suffit pas que l'élasticité soit organisée pour que la matière vivante subsiste, car l'élasticité ne dépasse pas les limites de l'échange : il faut discipliner cette force et l'organiser surtout de façon à multiplier et à étendre son pouvoir ; la condition de persistance des êtres vivants, sujets à usure, mais aussi à reconstitution, sera donc la réalisation d'un maximum de force acquise ou de masse, et d'un minimum de dépense ou d'usure.

Il s'agira donc pour la matière animée, et c'est à ce prix que nous existons, de garder pour elle une dime prélevée sur les échanges, et de rendre moins qu'elle ne reçoit. Cette capitalisation des forces nécessaires à la vie constitue *l'absorption*, qui repose sur une rupture d'équivalence dans les échanges, et ne peut être entretenue que par une exploitation incessante du milieu extérieur, le maintien d'une organisation et d'un accroissement de masse toujours plus puissants, car il se fait forcément de toutes parts une sorte de gravitation vers la masse absorbante, mieux organisée pour ce qu'on appelle la *circulation*, autrement dit la mise à profit.

La loi de capitalisation va devenir le pivot de toute l'évolution individualiste de la matière organisée, et l'absorption, chimique ou physique, étant la condition primordiale de l'évolution biologique, la sensibilité et la motricité vont se soumettre à cette exigence, et créer les appareils de la *vie de relation*, dont la vie dite *végétative* n'est qu'une transformation, une sorte d'involution physiologique analogue à l'invagination d'un ectoderme devenant entoderme. Il n'y a pas de distinction formelle entre ces deux modalités de la vie organique ; la vie intérieure est une vie toute de relation, mais de relation intra-individuelle, interélémentaire chez les êtres pluricellulaires, intra-élémentaire chez le protozoaire libre, ou l'élément organique d'une collectivité

Au début, la vie de relation et la vie végétative ne sont pas distinctes l'une de l'autre : quand une amibe éprouve le contact d'un corps étranger, elle l'englobe, s'en fait pénétrer et le dirige à travers sa propre masse ; et. tout en continuant sur lui son action digérante, commencée dès le premier contact, elle ne cesse de le sentir dans tout son parcours, et palpe le corps étranger absolument comme s'il lui restait constamment extérieur.

Nous n'avons pas à étudier l'action digérante ni l'action motrice, mais l'action purement sensitive.

La loi de capitalisation fait évoluer les organismes vers une activité d'absorption toujours croissante avec la masse absorbante ; elle est modérée par une autre loi de sens directement opposée, tendant, au contraire, vers l'inertie comme limite extrême : c'est la *loi du moindre effort*. C'est à cette dernière que le parasitisme doit ses régressions rapides, et c'est à la prédominance de la loi de capitalisation que la marche en avant s'est faite dans toute l'évolution biologique, par l'adaptation au milieu naturel d'abord, puis ensuite au milieu artificiel capitalisé lui aussi.

Nous avons dit que le phénomène essentiel de l'exercice de la sensibilité était le conflit entre une action et une réaction, la réaction appartenant à l'organisme sensible Mais il est évident que toute action appréciable est la cessation d'un état antérieur différent. et il est moins légitime de croire que la sensibilité s'exerce dès qu'elle réagit contre une action modifiante, que d'admettre simplement que, loin d'apparaître en ce moment, elle n'a fait que changer d'exercice, et réagir différemment contre des actions différentes.

En d'autres termes, s'il surgit une action de contact, la sensibilité cesse de percevoir le non-contact et réagit différemment en percevant une pression ; il y a une sorte de sensibilité statique et une dynamique, la première étant l'équilibre maintenu entre l'action et la réaction, la seconde étant la perception d'une rupture de cet équilibre. Une masse de protoplasma plongée dans un milieu liquide exerce d'une façon continue sa sensibilité vis-à-vis de ce milieu liquide, et si un corps solide vient au contact, il y a rupture de l'équilibre périphérique, dépression de la surface, et exercice d'une réaction sentie.

Contact immédiat.

La forme élémentaire du sens de l'espace se réduit donc à la perception périphérique d'une modification immédiate du milieu ; ce qui se schématise ainsi (Fig. 1) :

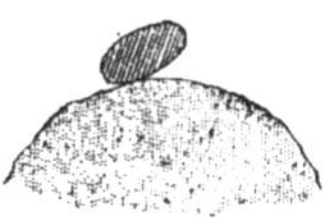

Fig. 1.

Palper passif. — Dans l'exemple de la perception du contact d'un corps solide, il est très vraisemblable que l'imminence du contact était annoncée par une modification appréciable du milieu liquide interposé, car il est fréquent de voir la matière protoplasmique émettre une sorte de promontoire dans la direction du corps approchant et sembler aller ainsi au devant du contact (Fig. 2).

S'agit-il, dans ce cas, d'une sensation prémonitrice de la modification dans l'équilibre d'une fine couche de liquide interposée entre deux corps qui en diffèrent par leur consistance ; s'agit-il d'une simple attraction passive exercée par cet état du liquide sur la masse molle du protoplasme ; nous penserions plus volontiers à une sensation véritable et à un palper rudimentaire, dont les exemples sont fréquents dans l'observation des phénomènes de conjugaison.

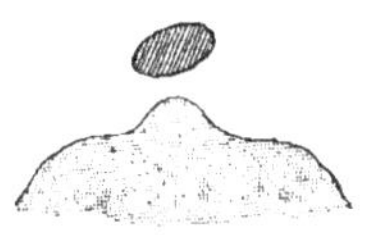

Fig. 2.

Palper actif. — Mais, d'ailleurs, il existe un véritable palper spontané, destiné à un inventaire perpétuel de l'espace ambiant. L'émission de prolongements doués de mouvements et de sensibilité amœboïdes est un fait général, et les diverticules protoplasmiques peuvent atteindre une ténuité et une division extrêmes, dont l'expansion périphérique, remarquable chez les Foraminifères, enceindra la masse animale d'une sphère de tactilité parfois énorme, relativement aux dimensions de l'animal au repos (Fig. 3).

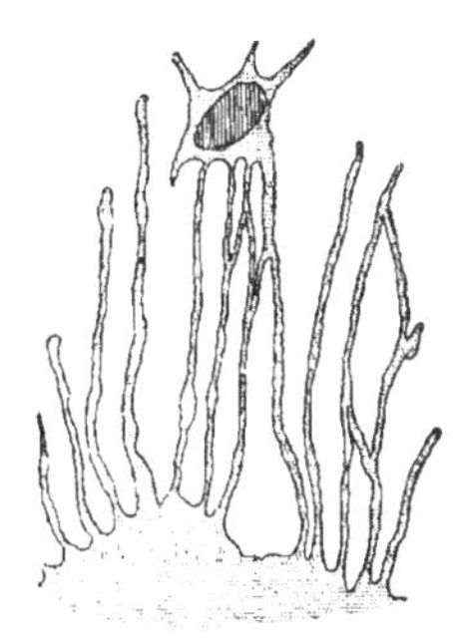

Fig. 3.

Le protoplasma garde son homogénéité jusqu'à l'extrémité de ces palpes rudimentaires, et le point où le contact avec un corps étranger a lieu, peut devenir le centre de toute la masse, qui s'écoulera vers lui progressivement, ou mieux encore, si le corpuscule est mobile, enverra vers lui une masse suffisante pour l'attirer.

Cette faculté d'émettre des prolongements d'une longueur et d'une ténuité si remarquables est encore offerte par des individus monocellulaires modifiés par la vie collective et par la spécialisation fonctionnelle ; la cellule nerveuse, unie à ses voisines par des prolongements ramifiés, envoie de la profondeur de l'organisme un prolongement jusqu'à la périphérie de l'individu. A un degré peu élevé de différenciation ce prolongement est d'autant plus court que la cellule est plus périphérique ; nous la retrouverons telle dans l'appareil ectodermique qui constitue la couche papillaire des organes sensoriels les plus parfaits et les plus divers ; plus loin, la cellule à prolongement siègera dans une couche sous-épithéliale, formant un large ganglion diffus, et plus nous nous élèverons dans la série, plus le système nerveux, quittant la distribution métamérique, adoptera un type d'organisation plus centralisé ; plus ces cellules s'éloigneront de la périphérie, plus leurs prolongements terminaux, réduits à de simples filets variqueux quand ils flotteront librement dans un canevas de fibres conjonctives, devenus cylindre-axes engainés quand ils traverseront des tissus compacts, plus ces prolongements deviendront longs et prendront un aspect caractéristique de leur haute différenciation morphologique. Les cellules, amassées en ganglions ou en chaînes grises des centres, (cornes de la moelle) seront en contact avec le palpe d'une autre cellule analogue située plus haut, et ainsi s'établira la hiérarchie des fonctions cellulaires du tissu nerveux, chaque cellule analysant par son prolongement le changement d'état de la cellule sous-jacente, et la plus périphérique palpant directement l'espace extérieur.

Chez le protozoaire, il n'y a pas de différenciation entre les parties à fonction sensitive et celles à fonction motrice. Et en effet, la conductibilité y est indifférente ; mais il est un fait remarqué et assez curieusement interprété par certains observateurs ; ce fait est le suivant. Quand un rotifère, par exemple, est atteint par un prolongement amœboïde, la vie semble immédiatement suspendue chez lui : est-ce une action tétanisante, comme celle du cylindre-axe sur la fibre musculaire, est-ce une action digérante, profondément modificatrice de la vitalité, agissant chimiquement par contact (certains animaux s'agitent et se débattent encore partiellement alors que déjà ils sont à moitié digérés) ? physique ou chimique, il y a dans ce cas une action centrifuge pour laquelle nous retrouverions la même hiérarchie cellulaire, chaque cellule de la chaîne agissant sur celle qui se trouve au bout de son prolongement, et la puissance nouvelle ajoutée par chaque cellule déterminant une augmentation de l'énergie spécifique des conducteurs, analogue à ce qui est connu sous le nom de phénomène de l'avalanche en physiologie.

Palper par intermédiaire rigide : Flagellum, Crin, Cil. — Mais si l'extension d'un prolongement variqueux ou engainé est possible dans une grande étendue à l'intérieur de l'organisme et au travers des tissus, elle atteindra forcément très vite certaines limites quand il s'agira de pénétrer le milieu extérieur. Il faudra que ces prolongements nus se transforment et que leur protoplasma prenne une certaine consistance et leur assure une rigidité et une solidité grâce auxquelles leur longueur pourra se maintenir. Ainsi apparait le *flagellum* rigide, ou *crin*, ou *cil*. Nous n'avons pas à faire l'histoire du cil, c'est une formation si générale et si répandue dans toute la série animale, que nous ne chercherons pas à énumérer les conditions multiples de sa présence. C'est la forme tactile monocellulaire, celle des éléments terminaux du système neuroépithélial. Mais il faut cependant, dès l'apparition de la formation ciliée, signaler une double fonction : l'une motrice, servant à la propulsion, à la natation, à la protection de la surface par une sorte de balayage continuel, et à la formation active des courants d'absorption ou d'expulsion près des orifices ; l'autre sensitive, que nous analyserons seule. Plus loin, nous trouverons dans l'ectoderme des individus pluricellulaires, et dans les organes qui en dériveront, une distribution du travail très nette, plaçant l'une près de l'autre la cellule protectrice et la cellule sensitive fortement différenciées.

On conçoit très bien que la transformation d'un protoplasme mou en une masse plus solide permette une transmission plus intégrale des pressions, la partie rigide du protoplasme présentant par sa consistance une élasticité moindre et une plus grande facilité de déplacement total. Nous trouverons fréquemment par la suite, à des degrés très différents de l'organisation du sens auriculaire tactile, ce même procédé de l'interposition d'une masse solide destinée au transport intégral d'un ébranlement, soit dans l'appareil cuticulaire des cellules, soit dans l'otolithe, soit dans les plaques formées par des cils conglomérés, soit dans les membranes immergées au milieu d'un liquide ébranlé, soit encore dans la plaque rigide de l'étrier, soit enfin dans la suspension totale de la chaîne des osselets dans la masse aérienne de la caisse.

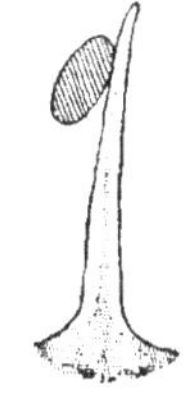

Fig. 4.

Pour l'appareil ciliaire, les avantages qu'il présente sont d'abord une augmentation de résistance au milieu, en laissant de côté sa motilité qui en fait une sorte de palpe rigide (Fig. 4) ; mais le rôle important du cil est de transmettre intégralement au reste du protoplasme les ébranlements et les contacts qu'il éprouve, faisant office de baliste pour les chocs qu'il reçoit par son extrémité, et de levier pour ceux qui l'atteignent sur le reste de sa longueur. Un tel appareil est surtout excellent pour l'appréciation des contacts avec des corps solides, et c'est lui qui plus tard percevra les mouvements de la masse otolithique.

Palper par intermédiaire flexible. — Mais si le corps solide est mou ou petit, il sera préférable, l'action étant moindre, qu'il soit palpé par un prolongement moins rigide ; c'est ainsi que nous verrons les *poils dits auditifs* devenir moins durs dans les macules saupoudrées de petits otolithes légers ; — si d'autre part, il n'y a plus contact avec des solides, même très mous, mais avec un liquide à qui un ébranlement ou une pression confère momentanément une action dynamique, il faudra que le cil perde encore de sa rigidité (Fig. 5), et s'il s'agit de percevoir non seulement les ébranlements, mais même les déplacements du liquide sur la paroi protoplasmique, ou les déplacements actifs de l'animal dans son milieu liquide, il y aura avantage pour la perception à ce que le cil diffère aussi peu que possible du liquide lui-même, de façon à suivre ses moindres ondulations (Fig. 6).

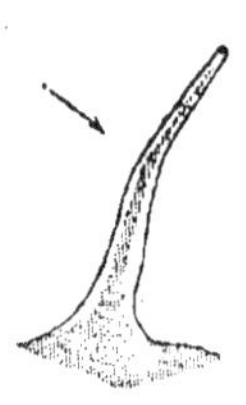

Fig. 5.

Ce long flagellum est en quelque sorte un flotteur vivant, palpant les ébranlements et les déplacements du liquide ; nous le verrons prédominer dans l'appareil des ampoules des canaux semi-circulaires où il y a, en réalité des courants et, d'après Helmholtz, de véritables tourbillons liquides.

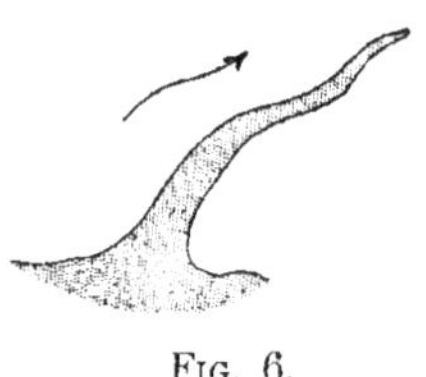

Fig. 6.

Palper à distance. — Cette faculté de s'accommoder à la perception des ébranlements du liquide est, en outre, très propre à rendre compte des modifications qu'un corps étranger, trop éloigné pour être perçu par le contact direct, détermine dans le milieu intermédiaire à lui-même et à la surface sensible. Cette perception constitue en réalité encore un palper indirect, plus délicat et aussi moins significatif, que nous nommerons le *tact à distance*.

Mais cette distance pour laquelle l'extension du palper direct se voit dépassée par le palper indirect, c'est-à-dire le palper du milieu intermédiaire modifié, et d'autre part les deux modes d'appréciation par le poil rigide ou le flagellum flasque, ayant des limites assez restreintes, tout l'effort organique, chez les animaux pluricellulaires, va tendre à ce but : multiplier les conditions accessoires de la transmission et discipliner les milieux interposés, soit en allant au devant de l'ébranlement liquide, soit en l'attirant et en le traduisant en une série de modifications adaptées à une organisation de plus en plus différenciée. C'est ainsi que, ne voulant pas ou ne pouvant pas aller vers la montagne, nous la faisons venir à nous, au moins à notre vue, par le télescope : et de même nous allons voir se modifier peu à peu les milieux interposés entre la sensation et son objet, ou à défaut de l'objet lui-même, le milieu commun modifié par lui.

Tact périphérique. — Ces modifications organiques se manifestent dès l'apparition des individus pluricellulaires et tout naturellement c'est à la périphérie que le tact se localise, sous la forme de cellules différenciées au milieu de cellules ectodermiques formant l'épaisseur de la paroi. Quand l'ectoderme est libre, il est sensible sur toute sa surface, quand il ne l'est que partiellement, comme chez les Spongiaires incrustés, le tact se localise aux parties libres, c'est-à-dire à l'orifice des pores, comme dans le cas des *synocils* figurés par LENDENFELD chez les éponges cornées.

Formations neuro-épithéliales.

Nous devons ici laisser un moment l'étude de l'élément devenant de plus en plus exclusivement sensitif, avec la différenciation progressive des organismes, et étudier dans son ensemble la formation ectodermique dont il fait partie. On a donné à cette formation le nom de *neuro-épithélium* ; ce nom est absolument justifié, mais nous devons laisser presque entièrement la fonction protectrice de l'épithélium pour le considérer plutôt dans la fonction spéciale qu'il remplit par rapport à l'appareil sensitif.

Disons seulement que les cils, qui couronnent le plateau des cellules épithéliales cylindriques, restent des cils vibratiles libérant sans cesse la surface tactile, et persistant dans ce rôle jusqu'à ce que des changements organiques importants les rendent inutiles et les transforment en appareils appropriés à un rôle que nous aurons à analyser plus loin.

D'autre part, nous ne reviendrons pas sur le prolongement variqueux que la cellule, devenue décidément nerveuse, envoie vers les centres, représentés d'abord par une couche de cellules nerveuses à prolongements constituant une sorte de ganglion diffus et étalé sous l'épithélium de l'ectoderme : puis, par des amas ganglionnaires distincts, formant des centres métamériques plus localisés comme siège et plus élevés comme fonction; ensuite, le plan du système nerveux devenant toujours plus concentré, les centres seront représentés par deux chaînes parallèles constituant, chez les derniers échelons de la série organique, l'être nerveux double, droit et gauche, que nous sommes.

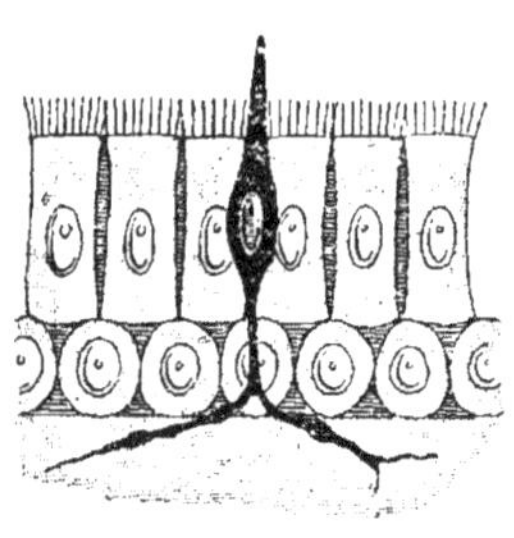

Fig. 7.

L'ectoderme peut se figurer d'une façon schématique de la manière suivante (Fig. 7) :

Il est constitué par trois sortes d'éléments : d'abord une couche de cellules ciliées à plateau cuticulaire que nous nommerons *Cylinderzellen* (M. Schultze), *Zahnzellen* ou *Isolationszellen* (Hasse) : puis, au-dessous des cellules rondes à noyaux, qui seront les *Basalzellen* (M. Schultze) ; et, enfin, l'élément tactile essentiel, *Stachelzellen* (Leydig, ou encore *Stäbchen*, *Hörzellen* (Hasse).

La cellule sensitive est étroitement logée entre les cellules épithéliales, et nous allons la voir se modifier dans toutes les formations ectodermiques qui vont suivre et nous mener aux appareils neuro-épithéliaux des sens chez les animaux supérieurs. Nous devons trouver une très remarquable uniformité et dans la disposition organique et dans la fonction.

Le sens de l'espace extérieur, celui qui révèle les diverses modalités du non-moi, va toujours garder pour organe périphérique une partie de l'ectoderme plus ou moins invaginé, mais toujours un ectoderme à fonction tactile unique, variant peu du schéma originel, et vivant toujours dans un milieu liquide, très peu différent du milieu pélagique où nous l'étudions d'abord. Il est remarquable, en effet, de voir ce milieu salin, pélagique, dont l'entretien peut être considéré comme la fonction fondamentale de la nutrition et de la circulation, baigner constamment toutes les formations ectodermiques des organes des sens, plus peut-être que les autres éléments de l'économie.

Toutes les différenciations que nous allons voir survenir dans la structure de l'appareil tactile du sens auriculaire de l'espace ont lieu au sein d'un liquide qui ne diffère pas essentiellement du milieu marin et dont le renouvellement sera activement assuré par des aqueducs spéciaux.

La cellule à fonction sensorielle, auditive pourra-t-on dire plus tard, tactile dirons-nous toujours, va perdre d'abord son aiguillon, auquel elle devait le nom donné par Leydig, et s'effiler de plus en plus de façon à devenir un mince cordon (*Fadenzellen* de Schultze) effacé par les cellules épithéliales qui l'entourent. Vue par transparence à travers l'épaisseur d'une cellule d'*isolation*, elle semble s'y enfoncer par la base, ou se perdre dans le noyau, ou dans la cuticule terminale, ou encore parmi les cils ou leurs correspondants ultérieurs. Mais un fait reste constant, c'est que la cellule nerveuse, qui peut s'isoler singulièrement de ses voisines, les cellules cylindriques, leur reste toujours unie par la partie supérieure, comme dans le schéma suivant (Fig. 8), inspiré par un dessin de O. et R. Hertwig, dans une des planches de leur Mémoire sur les Actinies, 1879.

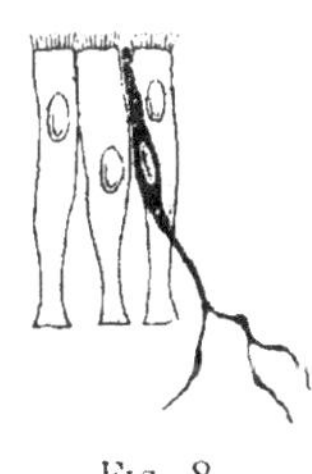
Fig. 8.

Cette disposition fait pressentir l'adaptation réciproque du filet nerveux et des cellules à cuticule dans l'organe de Corti. — « Nous serions tenté, dit Paul Meyer, d'admettre que ces fibrilles d'axe passent entre les cellules auditives, se glissant le long de leur corps pour arriver au plateau terminal sans entrer en rapport direct avec leur partie centrale » (Etudes histologiques sur le labyrinthe membraneux des reptiles et des oiseaux p. 129). Pour Hasse, le filet nerveux terminal traverse et dépasse la cellule, qui ne joue qu'un rôle accessoire, mais nous savons quelle est la transparence des cellules de soutien, et combien il est facile de suivre à travers leur substance un filet osmié contigu à leur paroi opposée.

Nous verrons, après avoir étudié les transformations des cellules épithéliales, les conditions de ce contact et le rôle qu'on peut lui attribuer.

Excitant tactile.

Mais auparavant, nous devons faire remarquer que le mode d'excitation d'un filet nerveux le plus appréciable est une sorte de broiement léger, de pincement. VULPIAN comprimant dans les mors d'une pince à disséquer les filets blancs des cordons de la moelle ne faisait qu'employer l'excitant naturel que nous voyons comme transformation ultime de toutes les impressions tactiles périphériques. Partout la terminaison nerveuse se trouve entre une enclume et un marteau, soit que sa propre substance y soit intéressée, soit aussi parce que l'enclume est le point où la *force* (marteau) voit naître d'elle un *travail* effectif, directement appréciable. Il faut, en effet, une appréciation de travail pour faire reconnaître une force, et tel organe, comme les terminaisons nerveuses de la rétine, sera resté insensible à la lumière qui le traverse, et ne la percevra qu'au point

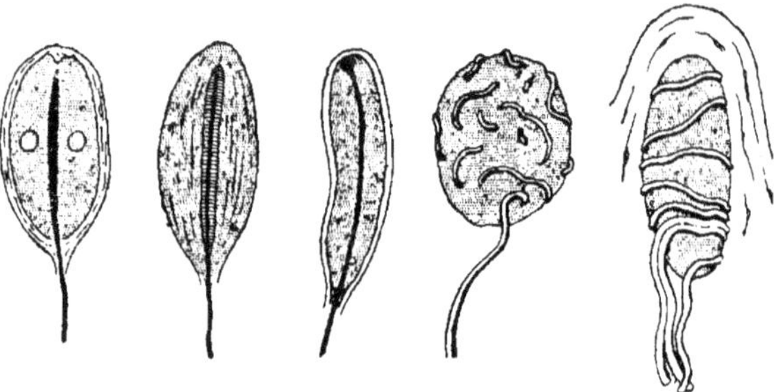

FIG. 9.

précis où l'interposition d'un écran noir, la *lamina fusca* des cellules pigmentaires de la choroide, arrête cette force et la transforme en un travail appréciable à la matière nerveuse présente au conflit. De même, l'appareil périphérique du sens du tact aura toujours une enclume et un marteau ; dans l'un, la pression transmise par l'épiderme sera le marteau et une masse résistante jouera le rôle de l'enclume, comme dans le corpuscule tactile, ou bien le filet terminal sera inclus dans la masse plus dense qui forme à la fois enclume et marteau, comme dans les appareils de PACINI, de KRAUSE, de GRANDRY, etc. (Fig. 9).

Il n'est pas nécessaire de faire remarquer combien le schéma de l'ectoderme rappelle la terminaison olfactive, et nous passons à l'étude des modifications de l'appareil accessoire de la perception tactile périphérique.

Formations accessoires. — Tout d'abord les cellules ciliées présentent vers leur extrémité libre un épaississement en forme de plateau sur lequel sont fixés les cils. Cet épaississement cuticulaire se forme par un procédé de condensation protoplasmique et est tout à fait semblable au cil rigide avec lequel d'ailleurs sa substance se confond ; la cuticule peut offrir une grande épaisseur et bomber fortement vers l'intérieur de la cellule, et de plus sa face libre, la face ciliée, peut se déprimer en cupule et former une véritable collerette cuticulaire dont les analogies ne manquent pas dans toutes les variations des cellules cylindriques. D'autre part, la couronne de cils vibrants peut se fusionner en un bâtonnet compact (HASSE), ou sortir du fond de la cupule sans se fusionner et former une petite houppe qui semble issue du noyau lui-même (WALDEYER); DEITERS avait remarqué que le bâtonnet formé de cils agglomérés (KEY et RETZIUS) dans toute la série, pouvait occuper non le centre mais le bord du plateau ; LEYDIG montra qu'il s'agissait non plus d'un bâtonnet rond et conique, mais d'une plaque, peut-être vibrante, vue de profil : enfin PAUL MEYER figure des cellules isolées où la plaque de cils fusionnés semble former une voile triangulaire, placée vers l'un des bords du plateau, et résultant de l'union de cils parallèles de hauteur croissante (Fig. 10).

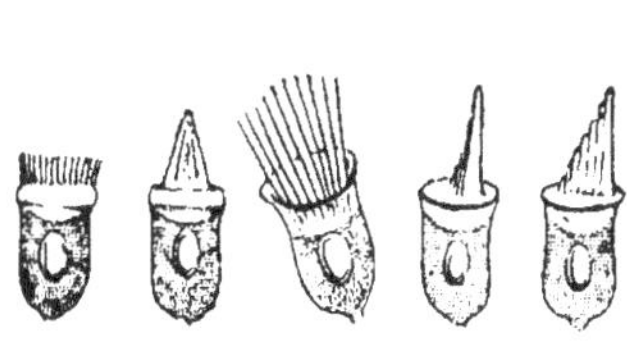

FIG. 10.

Chacune de ces formations jouit, de par l'épaisseur et la dureté de son plateau, du pouvoir d'exercer une pression latérale sur les filets nerveux qui viennent affluer à sa surface. Hensen qui voyait dans ces formations, purement épithéliales selon nous, une sorte de cellule ganglionnaire directement impressionnable sous la compression de sa coiffe cuticulaire, en faisait des cellules auditives, ainsi que la grande généralité des auteurs. Mais n'est-il pas évident que si l'on peut faire jouer un rôle au déplacement compresseur de la plaque terminale, ce sera celui de broyer légèrement les cellules effilées, nerveuses, dont l'extrémité est incluse dans leur agencement en pavé. Ajoutons que l'agglomération des cils en fait un bâtonnet rigide qui jouera de son côté le rôle d'un levier coudé très sensible à l'égard de la plaque cuticulaire, qu'il déplacera latéralement en comprimant le filet nerveux entre deux plateaux consécutifs (Fig. 11). Et si, au lieu d'un bâtonnet formant levier, nous avons une plaque perpendiculaire aux ébranlements ordinaires d'un liquide, cette plaque formera un écran bien plus sensible qu'un bâtonnet, et communiquera à la plaque comprimante de la cellule épithéliale une action très délicate et très vive à la fois. Les bâtonnets des cellules à plateau sont autant de petits leviers formant avec ces plateaux des systèmes coudés, dont nous verrons le principe utilisé plus tard par le petit os étrier pour un fonctionnement assez différent. C'est grâce à ce dispositif que la perception tactile devient une perception de pincement d'une fibrille d'axe par deux plateaux cuticulaires, faisant enclume et marteau. Nous n'insisterons pas davantage sur la délicatesse de cette formation dont nous verrons plus loin la raison d'être physiologique.

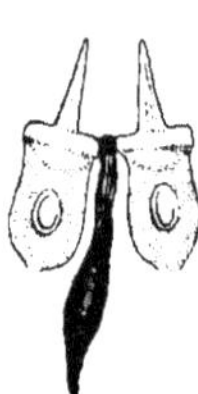

Fig. 11.

Si nous abandonnons la plaque ciliée des cellules cylindriques, nous retiendrons que son extrémité interne s'est allongée en même temps que la cellule nerveuse devenue simple filet terminal. Nous trouvons figurée par Hertwig la cellule ciliée s'effilant par sa base et allant, très loin de la surface, affecter une forme qui a toute l'apparence d'un organe franchement conjonctif (Fig. 12).

La base triangulaire des cellules rappelle une formation analogue du prolongement interne des cellules à bâtonnet et à cônes de la rétine. Il règne une grande obscurité sur ces formes épithélio-conjonctives à caractère assez indécis ; et si nous trouvons dans les macules et les crêtes acoustiques de la *pars superior* des organes auditifs chez les vertébrés supérieurs une distinction assez nette entre les tissus franchement nerveux et épithéliaux, ou conjonctifs, en bien des points l'histoire des adaptations morphologiques est complètement à faire. Signalons seulement pour le limaçon, la formation cuticulaire spéciale (WALDEYER) des piliers de CORTI, provenant de deux cellules cylindriques jumelles ; pour la membrane réticulaire, PAUL MEYER y voit simplement « l'exagération du rebord cuticulaire signalé sur tous les neuro-épithéliums et déjà très considérable chez les reptiles. »

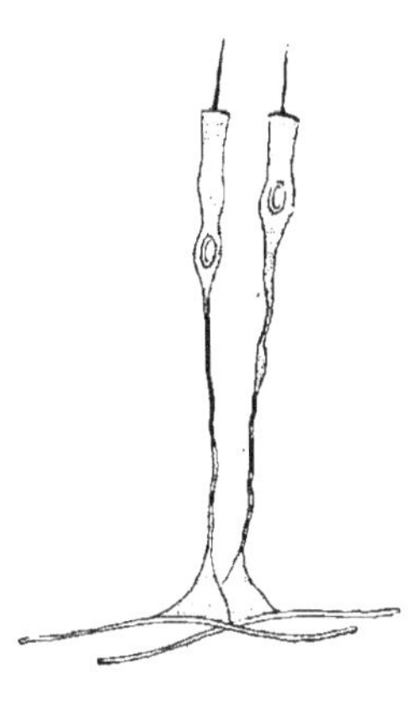

FIG. 12.

Les cellules basales qui formaient matelas sous l'appareil tactile se retrouveront, jouant le même rôle de cellules molles à noyaux, remplissant les interstices des fibres de MUELLER dans la rétine, et très petites, tandis qu'elles seront énormes comme des cellules adipeuses dans la rampe moyenne du limaçon, formant deux coussins de part et d'autre de la région spécialement tactile.

Si nous refaisons, en la complétant, la comparaison de l'appareil terminal dans la rétine et dans l'organe de CORTI, nous devons pousser les analogies un peu plus loin que ne l'a fait PAUL MEYER, et faire les homologations suivantes.

Nous avons vu que la force, pour être appréciable, devait se transformer en un travail qui, pour le sens du tact, sera une compression.

Dans la rétine (Fig. 13, A), l'ondulation lumineuse, après avoir traversé toute la masse interposée, rencontre une couche de cellules pigmentaires, la lamina fusca de la choroïde (a), et devant cet écran noir qui ne la laisse pas progresser, se transforme en un travail que nous ne connaissons pas, pas plus que la structure intime du bâtonnet et du cône, plongés précisément dans le milieu où le conflit entre l'onde lumineuse, faisant marteau, et l'écran noir, faisant enclume, se produit constamment. Dans bien des formations oculaires, l'appareil nerveux se laisse traverser par le mouvement lumineux qui n'agit pas sur lui, et c'est seulement à la surface d'un écran pigmentaire, là où ce mouvement, ne pouvant persister sous sa forme spéciale, doit subir une modification totale et produire un travail, que l'organe tactile, développé en conséquence, pourra le percevoir.

Dans le limaçon, les cellules ciliées, agent direct de la compression au moyen de leurs plateaux broyant les filets nerveux, portent ces filaments à l'encontre de l'action compressive d'une masse mal définie (Fig. 13, B, *a′*), qui a, d'après P. Meyer, la consistance de la matière cérébrale fraîche, très capable d'exercer une pression douce, mais persistante, sur les cils logés dans ses petites cavités inférieures et de tétaniser ainsi en quelque sorte les extrémités des cellules nerveuses. Nous verrons plus loin que c'est en cet endroit précis que les ébranlements sonores auront leur plus grande intensité, et que la masse de la membrane de Corti, analogue à la cupule terminale des ampoules, ébranlée dans un sens ou dans l'autre, rencontrera dans son déplacement les petites voiles rigides qui sillonnent la surface polie de la membrane réticulaire, et exercera sur certaines d'entre elles des pressions traduites en broiements intercuticulaires des filets nerveux.

Il y a donc, là encore, une transformation de mouvement en travail perçu par les terminaisons nerveuses.

La membrane limitante externe (*b*) a déjà été comparée à la membrane réticulaire (*b′*), la limitante interne (*c*) se rapportera également à la membrane basilaire (*c′*); les deux membranes sont unies et maintenues à distance, d'une part, au moyen du canevas délicat des fibres de Mueller (*d*) et de l'autre, soit par la formation spéciale des arcs de Corti (*d′*) dont chaque pilier provient d'une cellule modifiée, soit par la division des cellules cylindriques, reliquat de l'épithélium ectodermique. Les unes restent fixées et suspendues à la membrane réticulaire, et les autres s'allongent en fuseau (*d″*) avec un prolongement inséré sur la basilaire et l'autre (Phalangen vorsaetze de Schwalbe) allant vers la membrane réticulaire, alternant avec les cellules ciliées et jouant un rôle très différent, diminutif de celui que jouent les arcs de Corti, et que nous aurons à interpréter plus loin.

Nous avons vu ce qu'étaient devenues les cellules basales. Nous ne reviendrons pas davantage sur l'appareil terminal constitué, d'une part, par des filets affleurant au milieu de cellules épithéliales peu transformées (cellules de Corti (*e'*) et, d'autre part, représenté par la formation difficile à interpréter des cônes et des bâtonnets (*e*). Il s'agit vraisemblablement, dans la perception de la lumière, d'une opération chimique, mais sur laquelle nous ne savons rien de positif : nous retiendrons seulement que la lumière pénètre le tissu nerveux sans l'impressionner et n'agit que quand l'interposition d'un écran noir modifie cette modalité du mouvement en un travail appréciable chimiquement ou physiquement.

Mais immédiatement après, les analogies réapparaissent. Sous la chaîne des cônes et des bâtonnets, les filaments nerveux s'effilent encore, présentant de petites dilatations : c'est la couche granuleuse externe (*f*). Nous la trouvons également (*f'*) entre les cellules de Corti et le pilier externe de l'arc de Corti ; vient ensuite une couche intermédiaire (*g*) formée dans la rétine par des entrecroisements et des ramifications de filets nerveux allant en tous sens ; dans l'organe de Corti, elle est remplacée par les filets (*g*) qui passent, suspendus entre les deux piliers, mais affectant une disposition radiale, due a la structure analogue des arcs de Corti. Dans la rétine, la couche granuleuse interne (*h*) correspond à une couche de fibres flexueuses (*h'*) en dedans du pilier interne et formant aussi de petites varicosités et des intrications. Plus bas, dans la couche dite moléculaire (*j*), nous avons affaire à des prolongements multiples des grosses cellules ganglionnaires (*k*), s'entrecroisant en tous sens et faisant supposer que le domaine d'une cellule est, sur une grande surface, confondu avec celui des cellules ganglionnaires voisines, et que deux bâtonnets voisins peuvent appartenir à des cellules très distantes, chaque cellule ganglionnaire devant pouvoir aller analyser l'impression colorée aussi loin que l'exige la réfraction.

Sous la couche des cellules nous trouvons les filets nerveux différenciés (*l*), les cylindres-axes qui forment l'épanouissement du nerf optique (*m*). De même, à la sortie du canal de la lame spirale nous trouvons une couche granuleuse (*j'*) formée de fibres radiales entrecoupées de fibres obliques dont la section donne à la masse son aspect granuleux : au-dessous, la masse ganglionnaire (*k'*) des grosses cellules envoyant des prolongements en tous sens pour étendre leur domaine tactile. Enfin ces cellules émettent vers l'intérieur de gros filets nerveux (l') qui appartiennent à l'épanouissement du nerf acoustique (m').

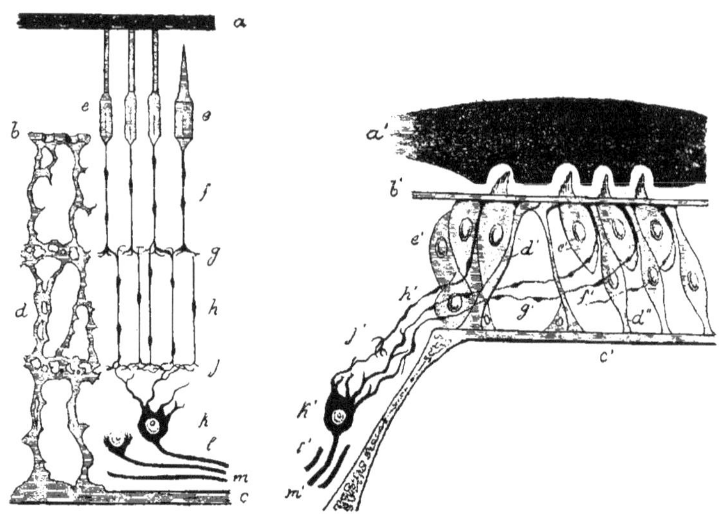

Fig. 13.

A. Rétine.

a, cellules pigmentaires.
b, membrane limitante externe.
c, membrane limitante interne.
d, fibres de Mueller.

e, bâtonnets et cônes.
f, couche granuleuse externe.
g, couche intermédiaire.
h, couche granuleuse interne.
j, couche moléculaire.
k, couche ganglionnaire.
l, épanouissement du nerf optique.
m, nerf optique.

B. Appareil de Corti.

a', membrane de Corti.
b', membrane réticulaire.
c', membrane basilaire.
d', piliers de Corti; *d''*, cellules à phalanges.
e', cellules de Corti.
f', couche granuleuse externe.
g', couche intermédiaire.
h', couche granuleuse interne.
j', couche moléculaire.
k', ganglion spiral.
l', épanouissement du nerf acoustique
m', nerf acoustique.

II. FORMATIONS PRÉ-AURICULAIRES.

Nous avons suivi, assez sommairement il est vrai, et sans nous écarter du schéma, le sens du tact à travers ses modifications intimes.

Il faut maintenant laisser de côté la sensation proprement dite pour étudier les conditions mécaniques et organiques de cette sensation. Nous avons vu quelle était la distribution du sens tactile dans l'ectoderme et dans les formations qui en dérivent, il reste à faire surgir peu à peu le sens auriculaire de l'espace tel que nous le voyons chez l'homme.

Sur un animal complètement immergé dans un milieu liquide, toutes les régions de la superficie ne sont pas également favorables à l'appréciation des modifications de ce milieu et nous voyons se généraliser la spécialisation déjà signalée pour les éponges, c'est-à-dire que dans les concavités, à la base des parties déclives, les ébranlements seront sinon toujours renforcés, au moins mieux perçus. C'est ainsi, que chez les *Hydroméduses*, la convéxité du casque est moins riche en cellules à poil tactile, qui s'agglomèrent vers la marge dans un repli circulaire et sous la lèvre périphérique du casque. Il est évident que la distribution d'organes tactiles dans le fond d'une cavité, est peu propre à un toucher, mais très propre à l'analyse d'un ébranlement du milieu : il se fait dès lors une différenciation que nous formulerons brièvement ainsi : le toucher direct ou tact immédiat est convexe ; le palper médiat, ou tact à distance est toujours concave. Le toucher direct va prendre la forme de papille, devenue tactile, de palpe mobile, de tentacules toujours réductible à ce schéma (Fig. 14).

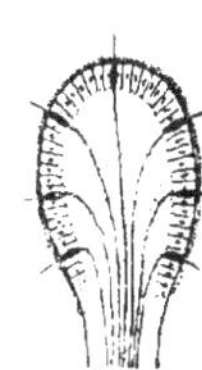

Fig. 14.

Formations convexes. — Nous laissons le tentacule, qui ne nous intéresse pas comme appareil de tact à distance, mais nous verrons plus loin une intéressante adaptation du tentacule à la formation du sens de l'espace qui deviendra le sens auriculaire.

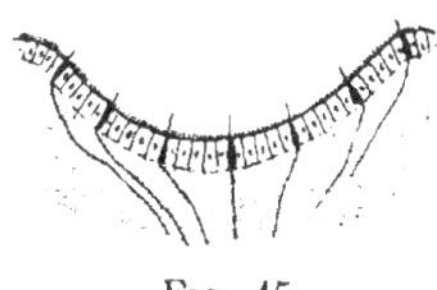

Fig. 15.

Formations concaves. — Pour le palper médiat, ou analyse d'un ébranlement du milieu, apprécié dans sa nature, son intensité et sa direction, la disposition concave prévaudra (Fig. 15).

En effet, quelles que soient la nature et l'intensité de l'ébranlement, elles s'affirmeront davantage en pénétrant dans la concavité, et sa direction trouvera toujours une surface plus directement opposée que les autres parties de la concavité. Quant au rythme de l'ébranlement, les rythmes rapides, comme ceux du son, n'existent guère dans les milieux où vivent les animaux dont nous nous occupons, et ils ont toujours affaire à des oscillations lentes et d'une impression assez molle, comme celles d'une vague à une certaine distance de la surface, ou celles qu'imprime le remous d'un animal se déplaçant dans le voisinage.

Il peut même se faire que la distribution régulière d'organes concaves à la surface du corps, ou sur certaines lignes définies de sa périphérie, ou des points métamériques, détermine l'exagération de la concavité et la spécialisation de la fonction tactile à la perception d'ébranlement d'une seule direction : l'animal jugeant de la provenance de l'ébranlement par l'orientation de celui de ses appareils qui l'aura éprouvé. C'est ce que nous voyons dans les *organes latéraux* des poissons et des amphibiens (adultes ou larves ne vivant que dans l'eau) (Fig. 16).

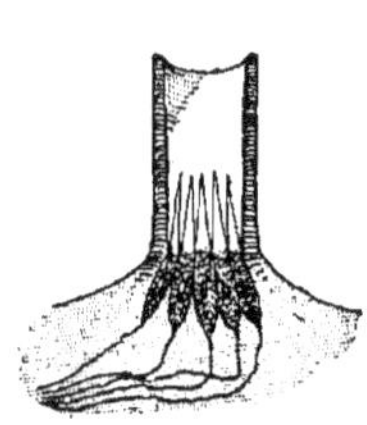

Fig. 16.

Au fond d'un tube se trouvent des organes tactiles qui évidemment n'apprécieront que des ébranlements venant dans la direction de l'axe du tube : ce sont autant d'appareils de tact à distance braqués sur tous les points de l'espace, et distribués soit sur la tête, soit sur les flancs. Ces appareils tubaires sont excellents pour une direction donnée, mais absolument impuissants à en apprécier d'autres ; aussi sont-ils multipliés à la surface, et leur ensemble forme-t-il un appareil périphérique d'une grande délicatesse et d'une précision analytique remarquable.

Appareils convexes flexibles. — Mais nous avons vu, lors de la formation du cil, que le prolongement, quand il était assez flexueux pour suivre passivement les oscillations de la masse liquide qui le baignait, pouvait apprécier ces oscillations. Le même principe va se répéter pour l'organe pluricellulaire, flexueux et flottant, qui est le tentacule. Il est chez l'individu métazoaire l'analogue du cil chez le protozoaire. Au lieu d'accueillir l'ébranlement dans une concavité, l'animal utilise la flexibilité de son palpe pour ne palper que le liquide ébranlé.

Palper par intermédiaire inerte. — Il est évident d'autre part qu'un appareil aussi mobile et actif qu'un tentacule, qui doit jouer des rôles multiples, n'offre pas toujours l'inertie exigée d'un appareil destiné au rôle spécial de flotteur. Cette nécessité d'une adaptation à la recherche de la plus grande inertie possible semble avoir été comprise dans le plan organique de certaines Méduses (*Aurelia aurita*), si richement dotées à tous égards par leur vie libre. Un tentacule, au lieu de se terminer en pointe, va se raccourcir, et se tasser à son extrémité, de manière à affecter la forme d'une massue. Il gardera son canal gastro-vasculaire, mais perdra en motilité ce qu'il gagne naturellement en inertie (Fig. 17).

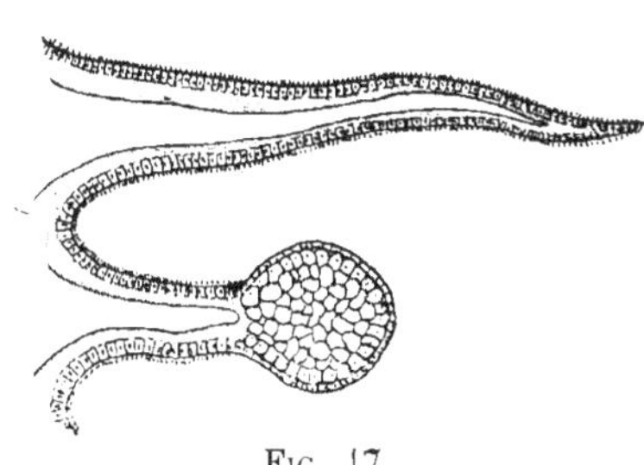

Fig. 17.

Massue otolithique. — Une telle massue peut osciller dans tous les sens, car la tige n'est pas rigide et la tête formant une masse solide au milieu d'un liquide ébranlé obéit comme un index révélateur de cet ébranlement. Cette masse solide en régression physiologique, prend une consistance rigide due à des dépôts calcaires ; et nous voyons ainsi se développer sous le rebord du casque des méduses, êtres essentiellement flotteurs, des appareils qui leur révèlent les ébranlements du liquide d'une manière très-délicate : la finesse de l'appareil tactile condensé à la base analysera subtilement le sens du déplacement et déduira forcément la direction de la cause modificatrice de l'équilibre ; ces organes les renseignent en outre sur les mouvements de transport total de la masse liquide ambiante, quand ils s'approchent de la surface des vagues, et quand la faiblesse de leur vue, qui manque totalement chez certaines, ne leur permet qu'une grossière appréciation de la clarté croissante ; ces appareils mesurent la vitesse de propulsion de leur appareil locomoteur, absolument comme un ruban inerte indique la rapidité de l'ascension d'un aérostat ; enfin, ces animaux, qui vivent en troupes, doivent vraisemblablement se reconnaître à distance, et rien n'indique que ce ne soit pas à l'aide de ces organes appréciateurs des ébranlements produits par les déplacements d'animaux voisins trahis par leur mode de locomotion.

Ainsi, de même que chez l'individu monocellulaire le cil flexueux, l'ambulacre-palpe présageait le tentacule, ainsi le cil rigide inaugurait, au point de vue tactile, l'application de l'inertie que suivra l'appareil en massue des méduses. Mais les avantages de la masse otolithique inerte ne sont pas sitôt révélés, que différentes tentatives d'une exploitation plus physiologique ont lieu dans cette même classe des méduses. La forme convexe va le céder encore à la forme concave :

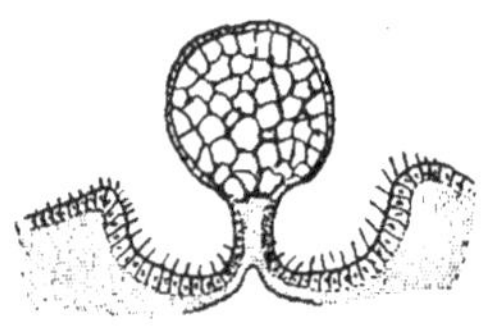

Fig. 18.

Formation de l'otocyste. — La tige de la massue va se réduire, elle va en quelque sorte s'invaginer, et autour d'elle vont s'avancer en toit circulaire soit le rebord du casque, soit les parties sensibles du pied de l'otolithe, qui montant en couronne (fig. 18), vont l'inclure peu à peu dans leur involution et finir par former une cavité fermée (fig. 19).

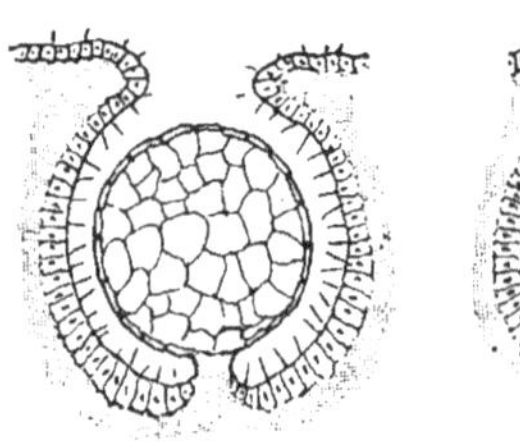

Fig. 19.

En même temps d'autres modifications vont survenir. La masse otolithique devient plus uniformément calcaire, et ne formera plus qu'un bloc sphérique compact ; son revêtement pavimenteux va l'abandonner; son pédicule, délaissé par le liquide gastro-vasculaire, va s'atrophier et disparaître, et la masse calcaire sera libre. Les cellules ectodermiques armées de cils assez longs tant que l'otolithe était maintenu, vont maintenant les raccourcir et former un revêtement solide isolant la cellule sensible du contact de l'otolithe, tout en permettant d'apprécier ses moindres déplacements soit par l'analyse de ce déplacement actif, soit par l'excitation de certaines cellules à l'exclusion de toutes les autres. La pesanteur intervient donc ici comme révélatrice du mode de station. C'est donc la nouvelle forme du sens de l'équilibre, la première étant donnée par la massue flottante et inerte. On comprend facilement que la pesanteur mettra l'otolithe en contact avec une certaine partie de la surface tactile concave, toujours la même : que les changements dans la station modifie la distribution de la pesanteur et la fasse intéresser d'autres parties : nous comprendrons de même que si la masse se déplace, l'inertie de l'otolithe suspendu dans le liquide (que nous nommerons dès maintenant endolymphique) le fasse s'appliquer sur la paroi qui s'avance et révèle ainsi à l'animal la valeur et la direction de son déplacement actif. Mais tout ceci forme le sens de la station, en équilibre ou non, et le sens de la progression ; pour ce qui est de la perception de la force et de la direction des ébranlements venus du dehors, nous rappellerons cette expérience de physique qui consiste à frapper à l'une des extrémités d'une série de billes disposées en chaîne : aucune d'elles ne bouge sauf la dernière qui a toute la liberté passive de son inertie et se déplace dans le sens du mouvement transmis ; d'autre part nous invoquerons aussi le procédé qui sert à révéler la vibration d'un corps dur ou mou, c'est-à-dire la mise au contact du corps vibrant d'un petit corps léger et inerte qui rendra perceptibles, par sa propre oscillation, les vibrations du corps à étudier.

Grelot otolithique. — L'otolithe est cette boule de liège ou ce sable qui sert d'index. Un ébranlement, mollement transmis par la substance qui entoure l'otocyste, communiquera à l'otolithe suspendu dans le liquide des oscillations appréciées, et c'est ainsi que le moindre ébranlement qui traversera sans l'impressionner la masse de l'animal et les cellules tactiles qui tapissent l'otocyste, sera révélé à ces mêmes cellules par le travail réalisé sur l'otolithe inerte, et capable à son tour d'impressionner les cellules nerveuses par son contact.

Je n'ai pu m'expliquer par quelle singulière interversion des rôles, des expérimentateurs ont voulu que ce fût l'otolithe qui obéît à l'impulsion des cils ou poils auditifs ; sans doute les connexions sont parfois intimes entre la masse inerte et les crins rigides des cellules ectodermiques, mais si ces crins aident à la suspension de la massue dans l'endolymphe, ils n'en sont que plus propres à percevoir ses ébranlements, loin de lui en communiquer Ainsi, dans l'appareil décrit par P. et G. SARASIN sous le nom d oreille accessoire ou cutanée chez *Epicrium glutinosum*, nous trouvons avec la forme de massue otolithique, la même disposition en tube des organes latéraux vue plus haut, permettant une analyse subtile mais limitée, nécessitant la présence d'un grand nombre de ces organes orientés vers tous les points de l'espace. (Fig. 20).

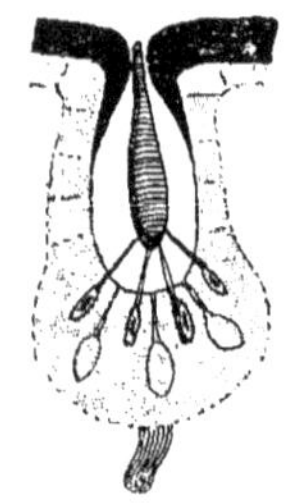

FIG. 20.

Un appareil de cette nature apprécie parfaitement un ébranlement dans l'axe du tube, mais laisse ignorer les autres. L'otocyste sphérique est plus parfait et plus complet, mais moins délicat peut-être.

Il est curieux de signaler en passant chez une algue (*Closterium*) qui se déplace dans son milieu liquide un appareil otolithique assez remarquable et double, l'individu se divisant par moitiés.

Circulation endolymphique. — La forme sphérique de l'otocyste, qui peut sembler parfaite à certains égards (et beaucoup d'êtres relativement bien dotés n'ont pas autre chose) est excellente pour transmettre les trépidations et les ébranlements, mais il y a mieux à chercher pour la perception de la direction de l'ébranlement. Une remarquable disposition se trouve réalisée par l'organe central des Cténophores, tel que le figure et le décrit HERTWIG (Fig. 21).

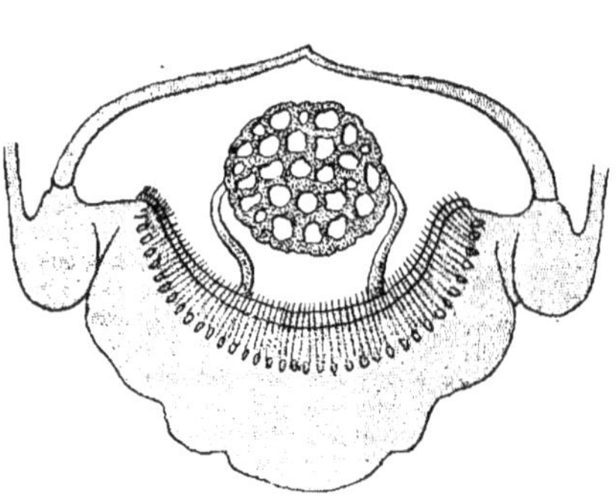

FIG. 21.

Sur un coussinet concave que nous devons regarder comme sensitif bien que les nerfs restent à trouver, est suspendue la masse otolithique sur quatre ressorts formant dais ; au-dessus, constituant une cloche, un voile formé par des cils soudés. La cloche rappelle le grelot otolithique que nous connaissons, mais si sensible que soit l'appareil, il est rendu plus délicat encore par l'existence d'un certain nombre d'orifices percés à la base de la cloche, et par où l'eau de mer pénètre librement. On conçoit avec quelle netteté le moindre ébranlement extérieur ou intérieur sera perçu par cet appareil, où l'otolithe est non seulement suspendu en équilibre dans la cavité, mais reçoit par ses faces latérales les courants d'eau pénétrant par les orifices. Il ne peut se faire le plus petit déplacement du milieu ambiant ni de l'animal dans son milieu, sans qu'apparaisse à chaque orifice du voile une petite veine liquide dont le courant et l'intensité seront appréciés par les mouvements de l'otolithe sur la surface du coussinet.

Remarquons que les trous de communication ne sont pas indifféremment placés, et que tout l'appareil réside au fond d'une concavité assez prononcée. Sans chercher à analyser et à interpréter davantage le fonctionnement de ce délicat appareil, nous nous contenterons d'y voir la première tentative d'analyse du déplacement du liquide non par un ébranlement normal à une surface, mais par celle d'un courant produit par cet ébranlement dans le liquide endolymphique.

Il faut maintenant, pour renouer l'enchaînement toujours schématique des formations préauriculaires, laisser de côté une énorme quantité d'êtres appartenant aux classes les plus différentes, vers, échinodermes, mollusques, crustacés et insectes, chez qui nous ne trouvons dans l'appareil du sens de l'ébranlement, quand il existe, à notre connaissance, que des variations de forme ou de siège.

Les arthropodes seront très instructifs au point de vue du siège précisément, et nous y reviendrons plus loin. Mais nous devons, avant de quitter les mollusques, nous arrêter au sommet de cette classe, chez les céphalopodes, si admirablement organisés et si semblables aux vertébrés supérieurs par certains caractères, quoique l'organisation en soit toute différente.

Quand nous examinons l'appareil décrit comme auditif chez la *Sepia*, nous constatons immédiatement de grands progrès sur ce que nous avons vu jusqu'ici. La forme de l'otocyste ne ressemble plus en aucune façon à ce que nous connaissons : elle est irrégulière, des bourgeonnements en forme de crêtes le subdivisent en plusieurs loges secondaires juxtaposées, laissant des sillons empreints sur la paroi. Les auteurs de la description (Kowalewsky et Owsjannikow) ont vu, dans les saillies, une esquisse de canaux semi-circulaires, ce qui, nous le verrons, est à peu près la vérité, car ce sont, non les saillies, mais les sillons entre les saillies qui deviendront des canaux semi-circulaires.

D'autre part l'otolithe, fortement réduit, ne semble plus jouer qu'un rôle très secondaire, et enfin, preuve d'un travail divisé, nous n'avons plus dans la paroi otocystique un revêtement tactile uniforme, nous trouvons une macule acoustique et un bourrelet auditif isolés et séparés par toute l'épaisseur du liquide; la macule étant sur la paroi supérieure et le bourrelet sur l'inférieure, distribué en éventail.

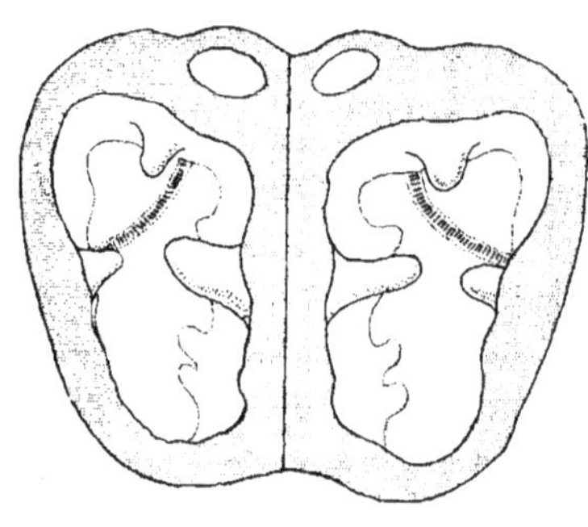

Fig. 22.

Enfin, remarquons que l'appareil complet du céphalopode est constitué par deux otocystes adossés, chacun ayant un champ opératoire distinct et par conséquent analysant toute une moitié de l'espace (Fig. 22). L'otolithe et la macule ne peuvent être figurés sur notre schéma.

Nous allons voir désormais l'otolithe, qui jouait le rôle important dans l'otocyste sphérique tapissé d'un revêtement sensible sur toute sa surface, se réduire à de fort petites dimensions, se fragmenter et former une poudre calcaire chez les reptiles, et un véritable lait calcaire chez certains poissons. L'épithelium auditif figuré par les auteurs cités ne diffère pas de la formation ectodermique ordinaire, sauf peut-être par une plus grande division des filets nerveux fibrillaires, et une distinction plus tranchée entre l'épithelium cylindrique à cils vibratiles, et les terminaisons du nerf dit acoustique. Il est difficile tout d'abord de se rendre compte de la destination physiologique de cet appareil de forme assez complexe, et nous regrettons de ne pas posséder les formations qui l'ont précédé dans la série.

C'est une lacune qui se comblera. Néanmoins nous pouvons préjuger par induction de la fonction d'un organe dont nous connaissons la disposition. Nous avons vu que l'otolithe, encore prépondérant chez le cténophore, subordonnait néanmoins ses mouvements à l'action de courants liquides déterminés dans l'endolymphe par la formation de veines liquides dans les orifices du voile.

Si nous pouvons démontrer, d'abord que l'otolithe abdique de plus en plus, ce qui est fait, et ensuite que les courants intra-endolymphiques persistent et s'affirment toujours davantage, nous attribuerons à ces courants le rôle prépondérant dans la traduction de l'ébranlement. Quand le liquide endolymphique communiquait directement avec l'extérieur, on s'explique facilement la production de courants, puisque c'était l'eau de mer elle-même qui faisait irruption sous le voile. Mais ici la cavité est fermée, et le liquide n'a plus d'autres conditions de déplacement et de rupture de son équilibre statique que dans une modification, fut-elle extrêmement légère, de la forme du sac endolymphique. La paroi de l'otocyste est molle et peut être assez dépressible : si la cavité de l'otocyste était sphérique, comme nous l'avons vue jusqu'ici, les ruptures d'équilibre du liquide seraient toujours peu considérables, dans quelque sens qu'elles aient lieu ; mais elle n'est précisément pas sphérique, et l'on conçoit que lorsque la masse du liquide se déplace, elle trouve dans les sillons, au moins dans certains, une voie d'échappement toute tracée.

Ces sillons et ces saillies de la paroi canalisent en quelque sorte les oscillations de la masse liquide et ce qui n'aurait été qu'un déplacement lent et en masse contre une paroi sphérique devient un courant rapide et de direction constante dans un sillon. De même une masse d'air, qui se déplace à la surface du sol, rencontrant sur son passage une vallée ou un ravin encaissé, s'y engouffre s'ils sont dans le sens du déplacement, et passe au-dessus dans le cas contraire. Ainsi le courant d'air qui parcourt une vallée révèle la direction du déplacement total de la masse aérienne, et l'on dit, par exemple, que le vent vient du nord si la vallée où il se fait sentir est orientée pour le recevoir : le mistral balaiera certaines rues et n'entrera pas dans les autres. De même une masse d'eau ravine toujours davantage les passages encaissés de son parcours, parce que dans ces parties le courant est plus actif. Une masse liquide, contenue dans une cavité fermée à parois molles, reprendra son équilibre en fuyant vers les espaces non déprimés, et parcourra les sillons favorables à son déplacement, laissant les autres. Les creux disposés sur la paroi de l'appareil otocystique nous semblent donc une sorte de canalisation offerte à l'échappement en tous sens du liquide endolymphique dont l'équilibre sera rompu par un refoulement de la paroi. Cette canalisation est déjà de la sorte une analyse de ce déplacement, tous les sillons n'offrant pas une issue favorable au liquide oscillant.

Et c'est précisément parce qu'il y a analyse de l'ébranlement liquide et non de l'ébranlement des masses calcaires, que celles-ci abandonnent la partie médiane de la cavité, pour venir jouer, au contact des papilles sensitives, le rôle d'intermédiaire solide, complétant la fonction du plateau cuticulaire ; et c'est pour la même raison d'analyse possible, qu'il y a, non plus un appareil sensitif diffus et total, mais deux localisations bien tranchées dans chaque otocyste symétrique, la macule et le bourrelet, formant le point de départ d'autres formations que nous retrouverons chez les vertébrés.

Formation des canaux. — Nous avons vu que les auteurs de la description précédente voyaient dans les saillies un rudiment de canal semi-circulaire. Si nous supposons que deux saillies se joignent, et forment, comme chez la Myxine, un pilier cartilagineux (Fig. 23), nous comprendrons immédiatement que c'est le sillon qui est devenu canal semi-circulaire isolé de la masse endilymphique par le pilier décrit par Retzius. Ce canal court ne communique plus que par deux orifices dilatés irrégulièrement, et s'abouchant avec la cavité-mère par une ampoule où nous trouvons le bourrelet sensitif formant une crête transversale (Fig. 24).

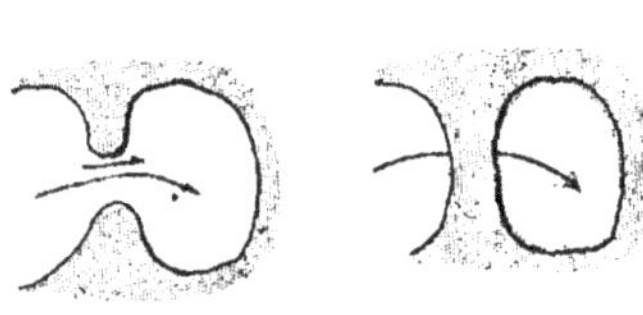

Fig. 23.

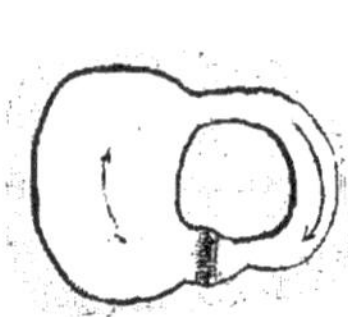

Fig. 24.

Pour toute rupture d'équilibre ayant lieu dans le plan de notre dessin, on conçoit que le liquide trouvera une issue immédiate dans l'un des orifices du canal et y déterminera un courant plus ou moins violent, dans un sens ou dans l'autre, apprécié par tel ou tel versant de la crête ampullaire, suivant le sens du courant ; et qu'un tel dispositif, excellent pour analyser les ébranlements d'une certaine direction, reste indifférent à tous les autres. Et cependant, nous ne voyons qu'un canal chez Myxine, deux chez les Pétromyzontes et les Ammocètes (BRESCHET); mais, dans la suite, il y aura toujours trois canaux perpendiculaires, c'est-à-dire qu'il ne pourra se faire dans la cavité de l'otocyste le moindre déplacement du liquide qui ne donne naissance à trois appréciations coordonnées, dont les ganglions des nerfs ampullaires feront la synthèse, justifiant ainsi leur nom de nerfs de l'espace (DE CYON). Nous savons, d'ailleurs, (ESLITZKY) que le nerf de l'espace est rempli de cellules ganglionnaires, très différent en cela du nerf auditif dont les ganglions sont tous inclus dans le canal de ROSENTHAL, correspondant à la couche ganglionnaire de la rétine.

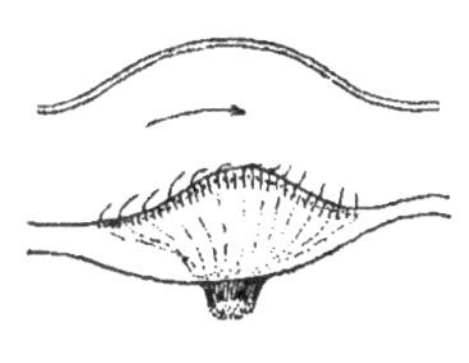

FIG. 25.

Les canaux semi-circulaires présentent (voir les deux planches de HASSE) de grandes variations dans leur épaisseur et leur longueur. Certains sont très contournés. Chez les reptiles, la crête des ampoules affecte une disposition cruciale, mais toujours avec une notable prédominance des branches transversales.

Nous ne rappellerons pas la structure de ces crêtes: c'est toujours un ectoderme formant papille sensitive. Les cellules spécifiques (P. MEYER) y sont beaucoup plus étroites et plus longues que sur les macules; disons encore que macules et crêtes présentent, outre un un magma otolithique, une coiffe, nommée *cupule terminale*, analogue de la membrane de CORTI, plus ou moins considérable, de consistance assez ferme, vitreuse (PAUL MEYER), niée par les uns, formée, selon les autres, de cils soudés en bloc; présentant, d'après HASSE, sur sa face inférieure, des cavités tout à fait semblables à celle de la membrane de CORTI, et dans lesquelles les houppes de cils s'engagent; rappelons, enfin, que P. MEYER décrit une sorte de membrane réticulaire dans les macules de ce que nous appellerons utricule plus tard, et que nous ne connaissons encore que sous le nom et la forme d'otocyste.

Cette fonction analytique de l'espace avait été attribuée depuis longtemps aux canaux semi-circulaires par FLOURENS (1825), qui en faisait l'organe périphérique dans lequel résident les forces modératrices du mouvement; par GOLTZ qui leur attribuait les sensations d'équilibre ; par BREWER pour les sensations de mouvements ; par MACH qui y localisait la perception de l'accélération ; par DE CYON qui en fait l'organe périphérique de nos représentations de l'espace, conception qualifiée d'*étrange* par M. Y. DELAGE et admise par tous les physiologistes ; l'historique de cette question a été fait maintes fois, nous indiquerons seulement, pour la partie pathologique, la thèse d'agrégation de M. ROBIN (Paris 1883), où la question est complètement résumée jusqu'à cette date ; nous citerons encore l'étude de MM. DUVAL et LABORDE à la société d'Anthropologie, les expériences et les théories de M. DELAGE et les travaux de STEINER. M. DELAGE, après d'intéressantes expériences sur les organes auditifs chez les céphalopodes, est arrivé à une singulière conception de la physiologie des canaux semi-circulaires, qu'il associe plus au système oculaire qu'à l'auriculaire : il refuse toute fonction d'orientation à l'appareil labyrinthique, et nie même toute circulation effective de l'endolymphe. Son argumentation présente des pétitions de principe et des contradictions que nous ne nous arrêterons pas à relever.

S'il y a une assez grande uniformité dans l'appréciation de la fonction, il se présente une grande divergence dans celle du mécanisme physiologique. Les uns admettent que la pression du liquide distend inégalement les parois flasques des canaux et que le sens de l'équilibre relève d'une appréciation de pesanteur, ce qui est légitime. D'autres pensent que les ébranlements, communiqués par la paroi crânienne, arrivent à tel canal plutôt qu'à tel autre. Mais nous savons que les vibrations communiquées par le crâne ne réalisent pas le mode normal de transmission et l'analyse de cette direction ne justifierait pas la formation des canaux semi-circulaires, avec une papille sensitive disposée sur une seule des terminaisons de chaque canal. Si la perception de la direction du son ou de l'ébranlement eût dû se faire aussi directement, on n'eût guère été plus loin que les tubes latéraux des amphibiens, ou des organes analogues pour les animaux aériens. Il nous semble, au contraire, que la disposition des canaux et des transformations de l'utricule, inclus dans une masse solide, réserve la prédominance fonctionnelle à la circulation effective de l'endolymphe. Dans quelles limites et de quelle façon s'effectue cette circulation, tel est le problème qu'il nous reste à résoudre.

III. APPAREIL AURICULAIRE.

Jusqu'ici nous avons étudié des otocystes à parois molles formées par la substance même de l'animal; et tant que les parois étaient dépressibles, la décomposition mécanique des ébranlements du liquide ne s'imposait pas, mais en passant des animaux flasques ou à fine cuticule à des organismes enveloppés d'un squelette externe, d'une carapace ajustée (arthropodes) ou aux individus qui possèdent un squelette interne, mais englobant néanmoins les organes du sens auriculaire, cette différence se produit.

Utricule, périlymphe. — Tout d'abord l'otocyste s'isole dans la paroi devenue plus dense, des vacuoles apparaissent qui le séparent du tissu cartilagineux ou calcaire et finalement, l'otocyste réduit à n'être plus qu'un utricule avec tache sensitive adhérente à un point de sa loge, est complètement baigné par un liquide interposé entre son sac membraneux et la paroi solide. Il n'est plus en contact avec la paroi rigide que sur un point, l'entrée du nerf tactile, et flotte suspendu dans la masse liquide périlymphique, incluse de toutes parts, elle aussi, dans la masse solide, sauf sur un point où la paroi de la cavité périlymphique n'est ni cartilagineuse, ni osseuse, mais persiste dans la forme membraneuse, seule communication désormais entre le milieu extérieur et la périlymphe. Sans doute, les ébranlements parviendront au liquide à travers la masse osseuse ou cartilagineuse, mais bien moins nettement que par la membrane, susceptible de toutes les modifications de forme rapides ou lentes, rythmiques ou irrégulières.

Ici apparaît la double formation du labyrinthe cartilagineux ou osseux, et du labyrinthe membraneux. L'utricule d'abord entouré de vacuoles, finit par être complètement libre (Fig. 26).

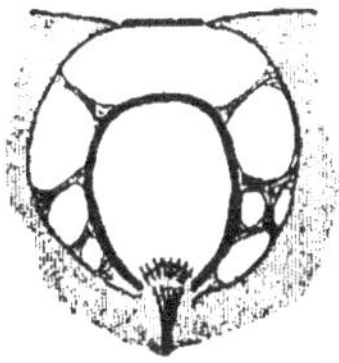

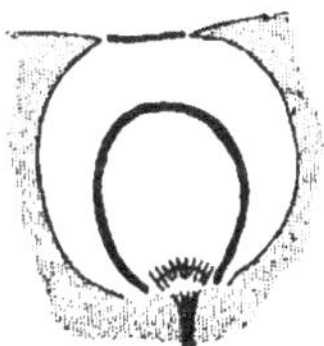

Fig. 26

Les canaux semi-circulaires ne s'isolent jamais complètement (Fig. 27) dans leur loge osseuse et sont loin d'en occuper la totalité. Dans un troisième ordre de formation membraneuse, issu du saccule comme les canaux seront sortis de l'utricule, c'est-à-dire le limaçon, l'analogue du canal membraneux affectera une disposition très remarquable. Il occupera le milieu du cône limacéen, formant la rampe moyenne par ses parois tendues en membranes de Reissner et en membrane basilaire. Les vacuoles seront représentés par les deux rampes, libres dans toute leur étendue (Fig. 28).

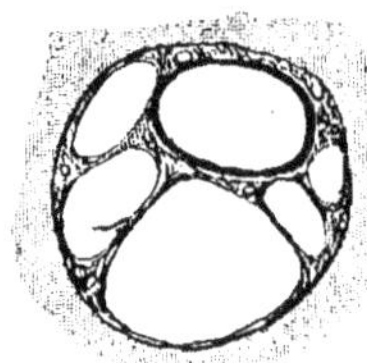

Fig. 27.

Cette double transformation, osseuse et membraneuse, n'est en communication avec l'extérieur que par la membrane que nous appellerons membrane de la fenêtre ovale ; on s'expliquerait mal la constance de cette membrane si la *pars superior* de l'oreille interne n'était, suivant l'expression de Paul Meyer, que l'aboutissant des vibrations simplement transmises par les os de la tête et plus spécialement par ceux de la voûte du crâne.

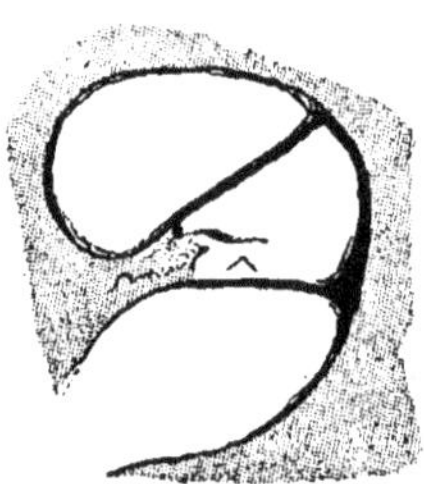

Fig. 28.

D'autre part, on comprend mal, au premier abord, non pas comment les ébranlements traversent la membrane, mais comment ils provoquent des impressions différentes pour des directions diverses.

Chez des animaux doués d'appareils latéraux, l'inconvénient n'est pas grand, car il y a une remarquable suppléance dans l'appréciation de la direction et dans l'orientation. Chez les poissons l'audition proprement dite ne semble guère développée, et ils sont vraisemblablement aussi sourds que muets ; en revanche, ils apprécient très bien la trépidation et l'ébranlement qui, pour nous, serait analysé comme un son. Johannes Mueller avait déjà établi cette distinction, en 1851, à propos des invertébrés. « On ne connait pas, dit il, de parties comparables à l'organe auditif chez la plupart des animaux sans vertèbres, et l'on peut même douter, chez certains d'entre eux, qu'ils entendent ; car de ce qu'un être réagit à l'occasion de vibrations, il ne s'ensuit pas qu'il a perçu un son puisque ces vibrations peuvent être senties aussi par le toucher, comme ébranlement. » M. Delage faisait, en 1886, sur les Rhabdocœles acœles, une observation analogue.

Ce n'est que chez les poissons osseux, et chez certains, que la membrane de la fenêtre ronde se double d'une plaque rigide. Ce n'est pas la première fois que nous voyons cette substitution d'un milieu rigide à un milieu mou. Le cil, la cuticule, le plateau des cellules en sont déjà des exemples ; il est évident que, s'il s'agit d'une pression, l'interposition d'une partie solide la transmettra plus intégralement qu'une masse molle qui l'absorbera en partie. Mais, sans insister sur ce premier avantage, un autre point doit être mis en lumière.

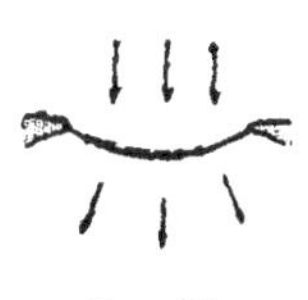
Fig. 29.

Une membrane, étant fixée par ses bords, se laisse toujours déprimer plus en son centre sous une pression. Il en résulte que la pression transmise au liquide sous-jacent émane d'une surface convexe (Fig. 29), d'où diffusion de la force transmise, la membrane jouant le rôle d'une surface convexe à action divergente.

Mais si cette membrane s'adjoint une plaque rigide, les conditions sont renversées ; toute la membrane se déplace également, sauf sur ses bords qui supportent toute la traction. (Fig. 30).

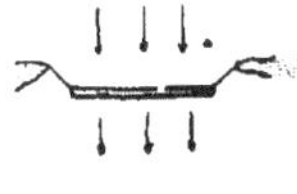
Fig. 30

La diffusion de l'ébranlement ne se produit plus, et la plaque joue le rôle d'un piston plat. Il y a là un double avantage, car d'une part l'ébranlement n'est pas altéré dans sa forme, et la membrane n'offre plus à l'extérieur des surfaces obliques qui décomposaient les forces incidentes.

Enfin, une plaque suspendue par ses bords flexibles est moins pate à vibrer par elle-même qu'une membrane homogène : l'appareil est donc plus passif encore.

Inertie plus grande, absence de diffusion et condensation, tels sont les trois grands avantages de cette formation.

Mais à cause de cette passivité même, on concevra que la membrane de la fenêtre ovale pourra d'autant mieux déplacer le liquide périlymphique, que celui-ci trouvera une paroi flasque sur un autre point. C'est la raison d'être de la fenêtre ronde et de sa membrane. La masse du liquide sera donc maintenue entre deux membranes et ses dimensions étant très petites par rapport à la longueur d'une onde condensante, on peut la considérer comme se déplaçant en totalité d'un mouvement de va-et-vient limité par la résistance alternante des deux membranes.

Revenons à la membrane foulante. Elle est normalement dirigée vers une partie de l'utricule. La paroi de l'utricule, très souple et très fine, est tendue par le liquide endo-lymphique, mais il existe aussi sur certains points de sa paroi des orifices par lesquels le liquide trouvera une issue rapide en cas de rupture d'équilibre; bien plus, si une partie du liquide utriculaire s'engage dans un des orifices d'un canal semi-circulaire, il faudra qu'une quantité égale de liquide sorte par l'orifice opposé, d'où production d'un déplacement circulaire dans ce canal, où la colonne liquide joue quelque peu le rôle d'un volant.

Mais cette circulation n'est possible que si une place est faite au liquide qui sort du canal, et comme nous savons que grâce à la fenêtre ronde la périlymphe peut céder à une pression, le liquide endolymphique est, non pas comprimé (vertige), mais modifié dans sa forme. Les modifications de forme de l'utricule déterminent donc des courants dans les canaux et une analyse par les nerfs ampullaires. Nous n'y revenons pas.

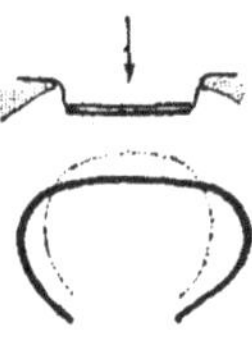

Fig. 31.

Comment donc se produisent ces changements de forme ? Toute la paroi du liquide périlymphique est ferme, sauf sous la fenêtre ovale. C'est donc là qu'il faut chercher l'agent modificateur. Quand la plaque de l'étrier se présente normalement, l'ébranlement transmis s'adresse à un des sommets de la surface convexe de l'utricule, et tend à le déprimer dans ce sens (Fig. 31).

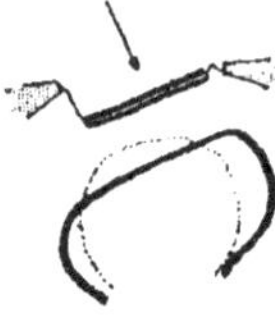

Fig. 32.

Mais le propre d'une paroi convexe est d'être normale à un grand nombre d'incidences. Si donc la platine de l'étrier ne se présente plus de la même façon, la transmission de l'ébranlement s'adressera à un autre sommet et la dépression sera différente (Fig. 32).

Ces deux schémas, où les déformations sont très exagérées, montrent assez de quelle façon les modifications de forme du liquide endolymphique sont liées au mode de présentation de la base de l'étrier. C'est donc à ce mode de présentation que nous rapportons la formation des courants dans les canaux. Cette plaque de l'étrier constitue l'unique osselet des poissons : il est donc difficile, nous le reconnaissons, d'expliquer comment la direction de l'ébranlement influe sur sa présentation, et cependant l'appareil des canaux y est d'une extrême finesse, peut-être par suppléance physiologique. Chez les ophidiens, l'étrier prend un pédiculo qu'on appelle columelle, ainsi que chez les chéloniens, les crocodiles, les lézards, etc.

La plupart de ces animaux présentent une membrane du tympan visible ou à peine cachée par la peau. Chez les oiseaux, dont l'appareil squelettique est aussi léger que possible, la caisse du tympan est très étendue et communique avec les sinus. Remarquons que ces classes de vertébrés sont exposées à des variations considérables de pression extérieure, les uns en passant d'un milieu gazeux brusquement dans l'eau et inversement, les autres en s'élevant rapidement à des hauteurs où la pression diminue très vite.

De plus, dès que l'appareil de circulation aérienne se montre, d'abord comme vessie natatoire, puis comme poumon, il est utilisé pour une distribution accessoire, interposant un milieu gazeux entre la pression extérieure et la fenêtre ovale, tandis que la suspension de parties solides dans la masse gazeuse permet l'intégrité des ébranlements transmis. La caisse tympanique est un diverticule de l'arbre aérien. Ce fait, signalé d'abord par E. H. Weber en 1825, est d'une importance très grande pour la physiologie de cet appareil intermédiaire, qui va se modifier par la suite avec le développement de la circulation aérienne, puis les tranformations paravertébrales de la loge crânienne. — La caisse du tympan, et par suite la membrane et la trompe d'Eustache, manquent chez certains batraciens : chez d'autres la membrane est plus ou moins visible à l'extérieur, les uns ont les trois osselets, d'autres n'en ont que deux. Ici (*Pipa*) les deux trompes d'Eustache se réunissent pour s'ouvrir par un orifice dans le palais ; chez les dauphins, la trompe s'ouvre dans le nez (J. Mueller).

Nous aurons à revenir plus loin sur le rôle des muscles de la trompe d'Eustache et des osselets, ce groupe des muscles de la caisse aérienne réglant les rapports des deux fonctions de respiration et de déglutition, et ne servant que d'une façon très secondaire à l'audition.

Fonction des Osselets. — Sans nous arrêter à des formations anatomiques antérieures à l'appareil auriculaire humain, étudions directement celui-ci.

On conçoit qu'un ébranlement parvenant à la plaque de la fenêtre ovale y trouve un bon intermédiaire pour la transmission avec son rythme et son intensité, la membrane et la plaque formant un système tout à fait passif, dont les déplacements ne sont que ceux que permet la circulation du liquide périlymphique ; mais on voit qu'une plaque est mal faite pour s'incliner beaucoup sous des ébranlement obliques. Si cette plaque est surmontée d'une tige simple ou double, formant avec elle un système de levier coudé rappelant la plaque cuticulaire de la cellule surmontée de son bâtonnet rigide, l'ébranlement sera toujours intégralement transmis, mais plus il s'adressera à un point élevé au-dessus de cette base, plus il déterminera des oscillations sensibles dans le sens de sa direction (Fig. 33).

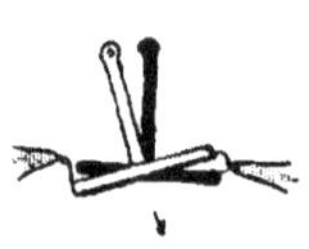

Fig. 33.

C'est donc à la tête de l'étrier que s'adressent maintenant les directions. Cette tête est liée par une double articulation, au moyen du petit os lenticulaire, à l'extrémité de l'enclume, dont la tête est unie à celle du marteau.

Tout ce système est suspendu en l'air par des tiges osseuses, mobiles, des ligaments et des muscles. Il peut être soumis, vu la complexité de cet appareil de maintien, à deux modes de déplacements :

1° D'abord les longues branches de l'enclume et du marteau, déterminent en se coupant un plan dans lequel le levier coudé qu'ils forment peut accomplir ce qu'on appelle des mouvements de sonnette, transmettant au moins intégralement les déplacements de l'extrémité libre du marteau à la tête et à la base de l'étrier.

« Le problème mécanique résolu par les appareils des cavités tympaniques consiste, dit Helmholtz, à transformer un mouvement d'une grande amplitude et d'une petite force, celui de la membrane du tympan, en un autre mouvement d'une plus faible amplitude et d'une plus grande force, qu'il s'agit de communiquer au liquide du labyrinthe. » Cette fonction n'est plus à démontrer.

2° Le plan dans lequel oscille la masse des osselets est déterminé par trois points : la pointe du manche malléaire ou sommet du cône tympanique, l'articulation de la tête du marteau et de l'enclume, et l'extrémité de la longue branche de l'enclume. Or, ces trois points sont mobiles, non seulement dans le plan d'oscillation déjà vu mais encore plus ou moins dans tous les sens, car les extrémités des branches sont presque libres, et quant à la grosse articulation, la délicatesse de son appareil de suspension justifie également notre dire. D'où il résulte que le plan d'oscillation peut varier dans son inclinaison, et que dans ce plan, tout l'appareil oscillant lui-même peut se déplacer.

Dans tout ce système suspendu, tous les mouvements passifs sont liés aux oscillations et aux déplacements latéraux d'un seul point : le sommet du cône tympanique.

C'est donc là maintenant qu'il faut nous adresser pour trouver des déplacements liés à la direction de l'ébranlement.

Le problème devient simple à résoudre en quelques mots. Si nous coupons le cône tympanique par un plan qui passe par sa hauteur, chaque génératrice du cône est fixée par une de ses extrémités, c'est donc le sommet qui se déplacera (Fig. 34), et son déplacement aura pour limite l'extensibilité des deux génératrices opposées si l'ébranlement se présente dans le sens de la hauteur ; mais s'il tombe dans une autre direction oblique, il s'adressera à une des deux génératrices plus directement qu'à l'autre. C'est la génératrice qui se rapproche le plus de la perpendiculaire à la direction de l'ébranlement qui en supportera le poids, et retenue par son insertion au cadre de la membrane formera pour cet ébranlement un levier de troisième genre, dont l'effet sera de déplacer le sommet de sa position d'équilibre (Fig. 35) et avec lui la pointe malléaire et tout le système oscillant. La structure de la membrane se prête parfaitement à ce rôle, au moins autant qu'à tous ceux qu'on lui a fait jouer.

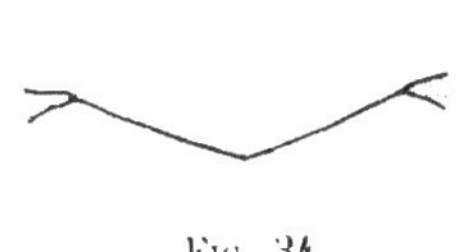

Fig. 34.

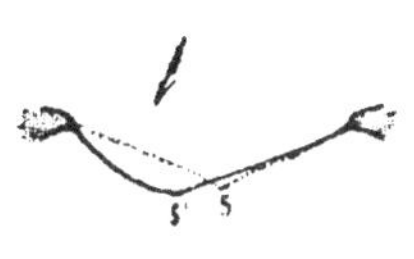

Fig. 35.

Quel que soit le déplacement du sommet du cône tympanique, ce point sera toujours le plus mobile de la membrane, et les oscillations ne seront en rien troublées, mais elles auront lieu dans des plans qui varieront avec ces déplacements.

Plus l'angle de la membrane conique sera ouvert, plus les oscillations seront intégralement transmises, mais moins les directions différentes détermineront de déplacement du sommet. Il faut donc un certain angle qui concilie les exigences de l'acuité et de l'orientation auditives, déterminant un accomodement naturel.

D'ailleurs, plus le tympan sera profondément situé dans le conduit auditif externe, plus les incidences qui pourront l'atteindre devront se rapprocher de la hauteur du cône et faire avec elle des angles plus aigus. Mais ici interviennent les courbures de la paroi du conduit auditif externe, multipliant les surfaces de réflexion, depuis la conque jusqu'au tympan : et un grand nombre d'incidences peuvent ainsi parvenir au cône membraneux ; et pour en accueillir d'avantage et les percevoir mieux, nous voyons les parois du cône concave devenir convexes, d'après le principe utilisé déjà par l'utricule (Fig. 36).

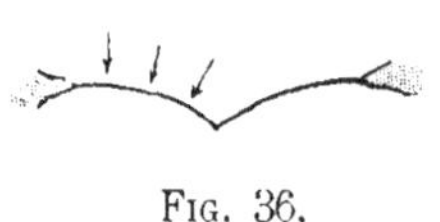

Fig. 36.

Si l'on accorde aux mammifères, outre un conduit auditif très riche en surfaces de réflexions orientées en tous sens, un cornet externe, mobile et très grand chez les animaux qui doivent être prévenus de loin du danger, parce que souvent la fuite est leur seule voie de salut, et qui palpent constamment l'espace sonore dans toutes les directions, et si nous voyons cette oreille externe se ratatiner et se réduire chez les animaux à station verticale et à tête très mobile et mieux armés que les quadrupèdes coureurs, nous arriverons à l'oreille externe de l'homme, de moins en moins utile dans la sélection naturelle et souvent d'un faible appoint esthétique dans la sélection sexuelle.

Nous verrons que la chaîne des osselets joue ainsi un double rôle : un rôle de transmission, de là l'ébranlement pour lequel la délicatesse de ses articulations n'est pas un avantage, car l'ankylose n'exclut pas l'audition ; en plus, un rôle d'orientation et c'est dans ce cas que l'ankylose ne doit plus être indifférente, selon notre théorie. Mais n'oublions pas que la mobilité de la tête visant tous les points du champ auditif, supplée à la faiblesse de l'orientation et peut la dissimuler ; n'oublions pas, d'autre part, que l'audition bi-auriculaire contribue beaucoup à l'orientation et supplée conséquemment aux défectuosités de l'appareil articulé.

IV. AUDITION TONALE.

Quand un ébranlement, venant d'un point de l'espace, s'est communiqué au liquide endolymphique, par lui aux otolithes, à la cupule et finalement aux prolongements tactiles que les cellules sous-ectodermiques envoient vers le contact, nous savons que la direction de son incidence agit après que cette incidence se sera réfléchie sur des surfaces appropriées, sur la convexo-concavité de la membrane tympanique, et refoule son sommet en le déplaçant en outre latéralement. Le sommet en se déplaçant latéralement modifie l'inclinaison du plan d'oscillation du levier coudé, constitué par le marteau et l'enclume. La partie la plus reculée du système oscillant, déplacée avec le plan de l'appareil coudé, transmet son déplacement à la tête de l'étrier qui s'incline et la base de l'étrier se présente sous une certaine inclinaison au liquide périlymphique ébranlé, déprimant le sommet correspondant de la convexité utriculaire, et rompant l'équilibre du liquide endolymphique d'une quantité et dans un sens déterminés. Ce liquide, selon le sens du déplacement, cherche et trouve un dégagement dans les canaux semi-circulaires plus particulièrement dans un ou deux d'entre eux et y détermine des courants qui révèlent à l'appareil nerveux des crêtes ampullaires, dont les impressions sont combinées et synthétisées par la chaîne ganglionnaire qui constitue le nerf de l'espace, le direction primitive de l'ébranlement extérieur.

Voici donc l'orientation réalisée pour l'ébranlement, quelque soit son système et quelle que soit son intensité, à la condition qu'il se trouve dans le champ de la conque externe.

Saccule — Mais cette décomposition des forces transmises par la paroi utriculaire en courants adressés aux nerfs des ampoules, absorbe une certaine quantité de ces forces et les enlève à l'appréciation de l'intensité. En outre, l'ébranlement qui a traversé la fenêtre ovale ne rencontre pas que la paroi utriculaire : il se répand dans la périlymphe. C'est ici que nous rencontrons la nécessité d'un autre appareil complet, rond et tendu, c'est le *saccule.*

Le saccule sous sa forme la plus élémentaire apparaît chez les Pétromyzontes ; le limaçon s'esquisse à ses côtés ; chez les Téléostéens le saccule très développé refoule le limaçon ; chez le lézard, il devient la partie la plus considérable de tout l'appareil et se montre presque rempli par une grosse masse otolithique ; tandis que les ampoules des canaux semi-circulaires sont barrées par une crête saillante, la macule du saccule forme, dit Meyer, une sorte de plateau excavé.

Chez la tortue et le crocodile il est très réduit et presque absent chez l'oiseau.

Nous ne le décrirons pas. Sa paroi, tendue entre deux liquides, est très apte à colliger tous les ébranlements et à les diriger concentriquement vers la tache auditive du nerf sacculaire. Mais la tension de cette membrane convexe a des limites et si l'intensité des ébranlements y est toujours perçue, dès qu'ils se répètent à intervalles un peu rapprochés, les impressions se confondent en une tension continue, où l'analyse est impossible.

Limaçon. — C'est alors que part du saccule un diverticule membraneux, et de la loge sacculaire un canal osseux, d'abord ouvert comme les sillons qui ont donné naissance aux canaux semi-circulaires, puis fermé et couvert comme eux. Mais tandis que dans les premiers le canal revenait s'ouvrir par le saccule, l'extrémité terminale du canal limacéen est formée par un membrane qui en sépare le liquide de la masse gazeuse de la caisse. On conçoit par suite que la membrane de la fenêtre ovale, ou la plaque de l'étrier, ne pourront refouler le liquide incompressible, que quand la membrane de la fenêtre ronde pourra céder à la pression : il y a donc dans toute la masse du liquide périlymphique un déplacement total à chaque oscillation de l'étrier.

Cette masse liquide, suspendue en quelque sorte entre deux membranes oscillantes, comme la masse solide des osselets entre le tympan et la fenêtre ovale, oscille en totalité dans une cavité qui présente une forme et des dimensions trop régulières pour n'avoir pas une signification physiologique en rapport avec sa constance morphologique.

Laissons de côté la cavité vestibulaire, et ne considérons que la partie de la masse comprise dans le cône limacéen.

Nous pouvons en effet, après tant d'autres, l'assimiler théoriquement à un cône ; mais à un cône double, divisé sur presque toute sa hauteur par le limaçon membraneux qui y délimite deux rampes, analogues aux vacuoles qui isolent les canaux semi-circulaires membraneux. C'est la rampe vestibulaire qui sert de porte d'entrée à l'onde condensante, et celle-ci, arrivée presque instantanément au sommet du cone, revient, mais surtout par la rampe tympanique qui lui offre une paroi flexible, refoulable (fenêtre ronde).

Il y a donc en réalité deux cônes opposés par le sommet ; cependant. la propagation de l'onde condensante emplit rapidement les deux rampes également, elle s'installe dans la totalité du cône osseux, mais l'onde de retour ne trouve d'issue rapide que par la fenêtre ronde. Que ce soit directement ou indirectement que l'onde déplace le liquide, il se produit dans le cône osseux un mouvement de va et vient de la masse liquide, à chaque passage de l'onde condensante. Le liquide, par son incompressibilité même, analogue physiologiquement à la masse compacte et rigide des osselets, ne dépend, comme elle, pour l'amplitude et la rapidité de ses oscillations, que de celles des membranes entre lesquelles il se déplace. Ainsi nous admettons que chaque ébranlement, après avoir déplacé intégralement la chaîne des osselets. déplace également la masse incompressible du liquide suspendu entre les deux fenêtres, comme si c'était une masse rigide.

Nous verrons tout à l'heure quel correctif nous devons ajouter à cette assertion. Les membranes vibrant à peu près également pour tous les rythmes, il en sera de même de la chaîne des osselets et de la masse liquide qui la continue.

Il s'agit maintenant de trouver dans ce milieu vibrant des parties telles que pour un rythme donné animant le liquide, elles puissent vibrer comme elles vibreraient d'elles-mêmes si on les abandonnait à la recherche libre de leur équilibre.

Historique. — Laissant de côté les théories très anciennes (DUVERNAY, LECAT, CARUS), qui peut-être s'approchent plus de ce que nous croyons la réalité que les théories encore en crédit, nous ferons rapidement l'analyse critique des théories qui se sont succédées. Nous renverrons, pour le détail de cet exposé historique, au livre de PAUL MEYER.

Nous laissons complètement de côté l'hypothèse d'HELMHOLTZ sur la vibration des piliers de CORTI. Elle avait à peu près pour elle tout ce que la physique peut donner à une interprétation, quand la physiologie et l'anatomie comparée n'y interviennent pas ; mais elle tomba devant une simple remarque de HASSE : les piliers manquent chez les oiseaux, et d'ailleurs les terminaisons nerveuses n'entrent pas directement en rapport avec eux.

Survint alors la théorie encore régnante aujourd'hui et qui est pourtant passible d'objections aussi importantes.

HENSEN et HELMHOTLZ virent dans la disposition radiale des fibres de la membrane basilaire, et dans ses dimensions qui la font douze fois plus large au sommet du cône qu'à la base, une assimilation possible avec un appareil de cordes tendues et accordées pour tel ou tel son. Cette théorie séduisante fut admise presque aussitôt par tous les auteurs. HASSE, qui avait attribué, on ne voit guère pourquoi, à la membrane de CORTI un rôle analogue, repoussa l'hypothèse de HENSEN, défendue brillamment par HELMHOLTZ ; puis renonçant à son idée, il octroya la fonction de vibrer par influence aux cils terminaux ; enfin il adopta ensuite pleinement la théorie de HENSEN.

WALDEYER s'attacha, avec ses élèves, à la seconde hypothèse de HASSE, et la fit sienne.

BAER repousse absolument l'hypothèse HENSEN-HELMHOTLZ : la membrane basilaire est loin d'être bien connue dans sa structure chez les animaux, et ensuite d'être si assimilable qu'on l'a cru à une série de cordes radiales tendues.

Chez les mammifères, l'homme compris, la partie striée n'occupe qu'une partie de l'épaisseur totale : « Elle constitue une sorte de revêtement plus ou moins superficiel d'une couche amorphe beaucoup plus considérable qui, elle-même tapissée sur la face tympanique de fibres spirales connectives, forme la masse principale de la membrane basilaire (P. MEYER). »

En somme, une membrane fort peu élastique, d'une épaisseur très appréciable, superficiellement striée, composée de diverses couches, dont, disons-le en passant, l'épaisseur relative varie avec l'âge, tel est, en dernière analyse, l'appareil auquel on voudrait rapporter nos plus fines sensations auditives.

Hensen lui-même dit que chaque pilier repose sur quatre de ces cordes basilaires ; certains animaux ont un pilier posé sur onze cordes. Et n'est-il pas curieux et instructif de voir cet appareil si délicat des piliers de Corti et des cellules cylindriques réduit au simple rôle de masse indifférente servant d'étouffoir pour les vibrations exagérées, par Helmholtz qui avait si rigoureusement démontré combien il y avait de raisons d'y voir l'appareil vibrant par excellence ?

La membrane basilaire apparaît dès que la fenêtre ronde commence à recevoir les ondes de retour revenant par la rampe tympanique ; chez les oiseaux, cette membrane est aussi peu importante que possible. Mais même en acceptant tout ce que Hensen et Helmholtz croyaient capable de justifier leur théorie, une corde vibre surtout dans le plan de son déplacement. L'onde venant longitudinalement selon la hauteur du cône, déplaçant les cordes radiales dans le sens de la membrane basilaire, et non dans un sens transversal à cette membrane, on les faisait vibrer dans le plan où elles étaient le moins libres de le faire, maintenues en place par les fibres voisines. Nous verrons, sans insister davantage, qu'elles ne jouent là qu'un rôle secondaire de paroi membraneuse du limaçon.

Pour Waldeyer et Paul Meyer, la fonction auditive appartiendrait essentiellement aux crins des cellules auditives. « Les cils seraient, d'après ce dernier, raides, vitreux, cassants, semblables en quelque sorte à des verges de fer ou d'acier. » Nous devons remarquer que ces cils sont les plus petits éléments figurés du limaçon ; il faut beaucoup de complaisance pour permettre que leur faible consistance puisse les faire assimiler, même de très loin, et avec un fort grossissement, à des verges de fer. D'autre part, si la perception se faisait grâce à la différence de hauteur des cils, et que ce fût là le dernier mot physiologique de toute cette merveilleuse disposition anatomique, si régulière, si visiblement appropriée à quelque chose de plus que de permettre à de petits cils surmontant un plateau cuticulaire de vibrer spontanément sous un ébranlement qui passe, il n'était vraiment pas besoin de tout ce dispositif, ces mêmes cellules eussent pu se trouver sur une macule très ordinaire, et non précisément dans l'axe du cône osseux vestibulo-tympanique.

« Ne constituent-ils pas, dit P. Meyer, un appareil de résonnance presque mathématique, une sorte de diapason, infiniment supérieur dans tous les cas, à ces cordes basilaires auxquelles la théorie de Hensen voulait faire jouer le même rôle? » Nous avons rejeté l'hypothèse de Hensen, mais nous ne trouvons pas celle-ci infiniment supérieure : elle nous montre qu'on a cette fois épuisé tout ce qu'on pouvait attendre de la vibration par influence des éléments suspendus dans le liquide endo-périlymphique.

Nous devons, à propos de cette dernière hypothèse, entrer dans une courte discussion à propos de certaines expériences qui nous semblent avoir complètement égaré, et pendant longtemps, les recherches entreprises sur la physiologie de l'audition. De ce que certains cils vibrent ou se cassent quand certains sons ébranlent l'eau (et l'on connaît l'expérience de Hensen faisant jouer du cornet à piston devant un réservoir où étaient des Mysis, qui ne s'étaient jamais trouvées à pareille fête), on ne peut conclure que ces cils jouent un rôle direct ou indirect dans l'audition. L'expérience eût donné des résultats semblables si l'on avait joué devant un fauteuil de velours dont on eût examiné les crins. Tous n'eussent pas vibré, ni vibré de même.

Il se passe des phénomènes purement physiques qui peuvent ne pas entrer dans la physiologie des êtres qui y prennent part. D'autre part, les chromatoblastes si sensibles de certains animaux mimétisants ne constituent pas un appareil de vision, et nous voyons chez certains individus, des conduits auditifs externes littéralement feutrés de poils raides, qui ne jouent aucun rôle dans la perception des sons, et qui cependant sont aptes à vibrer par influence. Qu'un son communiqué à un milieu y réalise une trépidation, la trépidation sera appréciée peut-être très nettement par des organismes qui ne soupçonnent pas l'audition des sons.

Quand Hensen plaçait dans un aquarium des Palæmons, et agitait le vase, les animaux ne remuaient pas; puis, qu'un bruit ou un son un peu fort se produisissent, l'observateur les voyait bondir et s'agiter : mais la situation de ces Palæmons, enfermés dans une armure rigide et articulée, n'était-elle pas intolérable quand une trépidation, comme celle communiquée au vase, les secouait l'un contre l'autre et faisait vibrer les articles de leur revêtement? Il n'y a encore rien là d'esthétique, c'est simplement une exaspérante trépidation. Si l'araignée possède des otocystes (HALLER et DŒHL) sur le bord postérieur de la dernière articulation de la première paire de ses pattes, n'est-il pas évident que l'animal ne pouvait mieux mettre sa sensibilité au contact des fils vibrants de sa toile et mieux analyser la propagation et la nature de la trépidation qui ébranle toute sa toile et lui indique immédiatement à quelle proie ou à quel danger elle a affaire. Mais la vie de l'araignée n'est-elle pas liée à l'intégrité de ce sens de la trépidation, et ne doit-il pas être extrêmement développé chez elle? S'étonnera-t-on de la voir se diriger vers les points d'où un ébranlement sonore fera entrer en trépidation le sol sur lequel elle marche, ou le vase dans lequel on l'a placée ; bien des légendes attendrissantes sur l'esthétique musicale des animaux n'ont aucunement la portée qu'on leur donne gratuitement. L'araignée a ses organes percepteurs de l'ébranlement dans ses pattes antérieures, car c'est par elles qu'elle palpe sa toile vibrante ; de même, l'écrevisse percevra par ses antennules, les Mysis par la partie caudale, les mollusques rampants par leur pied (1), en contact avec le terrain rigide sur lequel ils rampent et les mollusques fixés n'auront pas d'otolithes. Leurs autres sens, quand ils existent, sont très bornés. D'autre part, les insectes ont, soit sur le métathorax, soit dans les pattes, des organes qu'on a nommés auditifs. FOREL s'élève contre la facilité avec laquelle on accordait l'audition aux araignées : LUBBOCK l'a cherchée vainement chez les insectes, fourmis et guêpes. Ils chantent, donc ils entendent : mais qu'une abeille bourdonne, elle produit, pour nous un son, une vibration seulement pour l'insecte qui le perçoit ; que le grillon, ébranle l'air et le sol où il repose, par son frottement strident, et ainsi pour d'autres espèces, s'ensuit-il que d'autres insectes, mâles ou femelles, y perçoivent autre chose que la propagation de la trépidation, du frémissement propre au grillon? Les insectes sont en contact avec le sol par leurs pattes faites d'ar-

(1) Les otocystes sont néanmoins innervés par les ganglions cérébraux :

Voir KOREN et DANIELSSEN, 1856 ; OWSJANNIKOW et KOWALEWSKY, 1867 ; DE LACAZE DUTHIERS, 1868.

Voir aussi les expériences de H.-V. JHERING.

ticles rigides, ils connaissent très bien ce qui se passe de vibrant dans le sol, mais il ne s'ensuit pas qu'ils y perçoivent un son, c'est-à-dire une sensation *continue dont on peut déterminer la place dans une série de sensations continues de même nature.* L'appréciation d'une trépidation sous la forme d'une sensation continue, pleine, constitue seule l'audition tonale, autrement il n'existe que trépidation analysée, ébranlement caractérisé par sa forme, son rythme. Il y a entre ces sensations tout l'intervalle qui sépare la notion du rythme, de vitesse dans la succession des chocs, de la notion unie de hauteur. Pour celle-ci, il faut l'apparition du limaçon et la production, non de pressions isolées et répétées, toujours distinctes, mais d'une pression unique, persistante et localisée à une région, toujours la même, de l'échelle tactile. Les cils terminaux des cellules ectodermiques, qui contribuent à former la papille acoustique, ne peuvent certainement pas remplir la fonction qu'on leur attribue, plusieurs cils d'une même plaque cuticulaire étant de longueur différente pour une même terminaison nerveuse. Ce sont des adaptations de l'appareil tactile, et rien de plus. Nous allons voir bientôt quel rôle ils jouent dans notre hypothèse.

Réduisons par la pensée le limaçon au cône théorique des auteurs. Nous avons admis que le liquide se déplace en totalité par un rapide mouvement de va-et-vient à chaque passage de l'onde condensante. Mais un déplacement en totalité, dans un tuyau conique, n'implique pas nécessairement que toutes les molécules du liquide sont animées d'un mouvement homogène. Ainsi, les parties qui sont voisines de la paroi, toujours de plus en plus rétrécie, sont soumises au frottement, et les plus rapprochées de la paroi se déplacent moins que les parties du cône liquide qui se trouvent dans l'axe du tuyau conique.

Un cône peut offrir une infinité de sections droites. Examinons l'une d'elles. Sa partie centrale située dans l'axe et dans le lieu des points où les oscillations, où le déplacement, le va-et-vient sont les plus accusés ; sa périphérie est le lieu des points où les oscillations sont nulles ou presque nulles. Une telle section ne peut-elle s'assimiler à une membrane liquide tendue à cette hauteur du cône ; et le cône liquide ne peut-il être comparé à une superposition de membranes liquides, toutes de même substance, toutes de même tension (la substance et la tension du liquide périlymphique) et ne différant entre elles que par le diamètre ?

Le liquide, se déplaçant en totalité, est soumis à des oscillations plus amples dans l'axe que sur ses parois, et l'on peut admettre que le cône liquide est fait d'une infinité de membranes liquides superposées, oscillant toutes dans le même temps, d'une façon passive.

Isolons par la pensée une de ces membranes liquides déterminée par une section droite à une hauteur donnée du cône : supposons qu'aussitôt déplacée d'une certaine quantité de sa position d'équilibre, elle devient libre, elle se mettra à osciller suivant la formule du pendule :

$$t = \pi \sqrt{\frac{l}{g}}$$

dans laquelle π et g nous sont indifférents ; l sera le rayon de la membrane liquide, et la durée de l'oscillation sera donc en raison directe de la racine carrée du rayon de la membrane, c'est-à-dire que cette durée d'oscillation (en chute libre) diminuera quand nous aurons des sections plus rapprochées du sommet du cône. Cette formule n'est pas absolument appropriée en ce sens que le rayon d'une membrane varie de longueur en raison de l'extensibilité nécessaire à l'oscillation.

La chute serait libre s'il n'y avait pas une onde de retour (passant, il est vrai, surtout par la rampe tympanique) mais rétablissant l'équilibre du liquide plus rapidement que ne le faisait l'élasticité propre de la membrane de la fenêtre ronde.

Mais aussitôt que l'équilibre est momentanément rétabli une nouvelle onde condensante arrive plus ou moins immédiatement, suivant la hauteur du son et le rythme oscillatoire. Toute la masse du liquide est donc reprise du même déplacement un grand nombre de fois et très rapidement, et cela quelle que soit la rapidité des alternatives, car si l'on admet qu'une membrane peut vibrer pour tous les sons, une chaîne rigide comme celle des osselets, suspendue entre deux membranes, fera de même, et si cette chaîne rigide osseuse est continuée immédiatement par une chaîne liquide incompressible également suspendue entre deux membranes, nous admettrons que l'ensemble forme un système continu, en deux parties, la première rigide, la seconde incompressible, le tout oscillant entre deux membranes, le tympan externe et le tympan interne ou membrane de la fenêtre ronde.

Ce qui revient à dire que dans tout le cône liquide, animé d'une oscillation en masse, chaque membrane liquide oscillera passivement à chaque passage d'une onde condensante.

Le temps qui sépare deux oscillations successives sera supérieur, égal ou inférieur à t, temps d'une oscillation pendulaire pour une membrane donnée laissée libre; et nous savons que quand un corps est animé passivement d'un mouvement oscillatoire de rythme identique à celui qui l'animerait s'il était abandonné à sa propre élasticité, à la recherche spontané de son équilibre, ce corps vibre par influence et d'une façon durable.

Cette durée d'oscillation propre à la vibration par influence, on l'avait attribuée aux piliers de Corti, aux cordes radiales de la membrane basilaire, aux crins des cellules ; nous croyons au moins aussi légitime de l'attribuer à telle ou telle des membranes liquides dont nous avons parlé, déterminées par une série de sections droites. Il suffit qu'à un rythme oscillatoire donné corresponde une section dont le rayon donne à la formule d'oscillation libre de la membrane une valeur égale pour la durée de l'oscillation, ou pour le rythme, si l'on veut. C'est-à-dire que si l'on pouvait connaître la valeur de g pour la membrane liquide, et la durée de l'oscillation communiquée, on pourrait évaluer à quelle section du cône sera située la membrane liquide de rayon tel qu'elle vibre sous les oscillations de la masse liquide comme elle vibrerait librement. C'est le seul point du limaçon où s'établissent des oscillations pendulaires pour une hauteur donnée; c'est aussi celui où le rythme de l'oscillation totale prendra un caractère de constance et de régularité appréciables.

Il devrait nous suffire de supposer dans les différentes sections du cône liquide, des localisations constantes pour chaque rythme vibratoire ; mais nous devons poursuivre un peu plus. Il nous faut d'abord rectifier l'assimilation trop théorique de limaçon osseux à un cône. C'est bien un cône, mais sa section n'est pas circulaire, se hauteur décrit plusieurs tours de spire ; il ne peut être question de sections droites parallèles, mais de sections formant éventail, et ayant toutes une partie confondue, du côté de la lame spirale.

Nous n'oserions point, pour des raisons faciles à concevoir, pousser trop loin l'assimilation d'une section dans un cône liquide à une membrane liquide ; il nous semble pourtant admissible que pour des ébranlements d'un certain rythme, une section de liquide soit plus spécialement intéressée, et que le liquide y soit dans un état de tension permanente, ou d'oscillation autonome (1) capable de déterminer des modifications appréciables dans la disposition respective des éléments anatomiques qui occupent le centre de la section.

Quelle que soit cette modification, et c'est ici que nous nous arrêtons dans notre hypothèse, on peut, du dispositif anatomique, préjuger du mécanisme physiologique, induire de l'organe à la fonction.

Des schémas rendront notre interprétation du mécanisme tactile dans le centre de la section d'impression (Fig. 37).

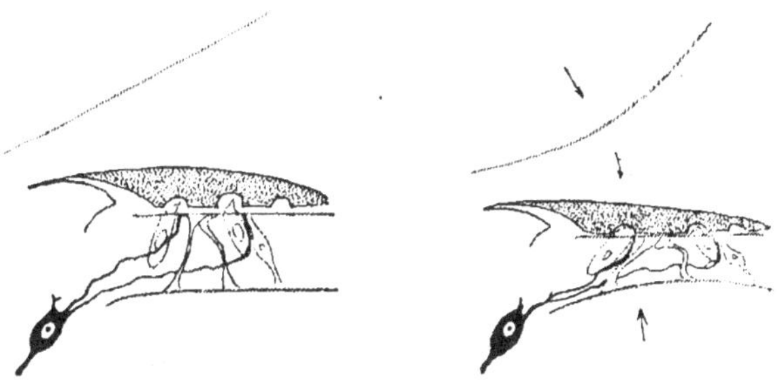

Fig. 37.

Le temps t de l'oscillation libre, celle qui produit des chocs réguliers, variant avec la racine carrée du rayon de la membrane liquide, les sons aigus seront perçus au sommet, les graves vers la base, contrairement encore à l'hypothèse de Hensen ; et nous ne nous étonnerons pas de voir les dimensions du canal membraneux augmenter à mesure que le cône osseux se retrécit, les pressions ayant leur plus grande force vers le sommet, et la petitesse croissante des sections forçant la masse liquide à y circuler plus vite.

(1) Nous sommes loin d'attacher une importance exagérée à la forme de notre hypothèse, et nous y reconnaissons, à côté d'éléments rationnels, certaines impossibilités. Il nous a suffi de transporter le problème du fonctionnement auditif du terrain de l'acoustique dans celui de l'hydrodynamique, qui nous semble avoir un certain avenir, et de supposer qu'à différents systèmes oscillatoires correspondent des zones de tension disposées en différentes hauteurs dans le cone liquide.

Muscles de la caisse. — Il nous reste à dire quelques mots de la physiologie des muscles de la caisse : quand il agit seul, le muscle du marteau attire la membrane et la chaîne des osselets en dedans, et l'étrier pénètre dans la masse liquide du labyrinthe périlymphique ; quand le muscle de l'étrier agit seul, l'effet est contraire : ils sont antagonistes.

Supposons que la pression extérieure change, le tympan se déplace, en dedans si elle augmente, et c'est alors le muscle de l'étrier qui, fléchissant les articulations de la chaîne osseuse, protège le liquide contre une compression ; si la pression diminue au dehors, c'est le muscle tenseur qui rétablit la membrane en sa place, s'opposant à une traction sur l'étrier.

Mais nous avons vu aussi que la caisse était un diverticule de l'arbre aérien, dans lequel nous réglons la pression soit d'une manière reflexe, dans la déglutition par exemple, soit volontairement en ouvrant puis en fermant la trompe d'Eustache pendant que la pression aérienne est plus ou moins grande.

Ces muscles appartiennent à l'innervation reflexe et à la volontaire ; ce sont des muscles de la face (facial externe et facial interne) et ce sont aussi des muscles de la déglutition. A chaque mouvement de déglutition, nous entendons ce même petit cliquetis que nous produisons volontairement soit dans les deux oreilles, soit dans l'une ou l'autre.

Dans ce cas, c'est au système réflexe de la déglutition qu'il faut rapporter leur mouvement ; si la pression diminue subitement dans la caisse, les membranes y bombent immédiatement, mais ne dépassent pas la limite fixée par la rigidité relative de la chaîne des osselets. Quand elle augmente aussitôt après, les membranes sont refoulées de chaque côté de la caisse ; c'est vraisemblablement en ce moment que les deux muscles agissent. L'innervation spéciale des muscles de la caisse et de la trompe sont loin de faire repousser l'idée d'une synergie qui les rattacherait au réflexe compliqué de la déglutition.

L'idée de l'accommodation aux sons aigus ou graves, tombe devant ce fait, que nous ne pouvons analyser un timbre sans percevoir à la fois des harmoniques aiguës et graves, d'intensités variables, et il est impossible d'accommoder avec le même muscle pour deux tensions inverses.

L'accommodation d'intensité semble plus réelle, bien que nous ne puissions prévoir quelle intensité va nous parvenir. Ce serait, dans ce cas, non le muscle du marteau, mais celui de l'étrier qui nous préserverait des compressions exagérées, à la condition toutefois qu'il soit prévenu.

CONCLUSIONS.

Nous résumerons en quelques mots, les points saillants de notre hypothèse.

Dans une première partie, nous avons cherché à suivre les transformations élémentaires du sens tactile depuis la masse protoplasmique simple jusqu'à l'appareil sensoriel terminal du tact auriculaire. Nous avons dû considérer comme épithéliales des cellules que l'on regarde comme nerveuses, et passer souvent à des genres très éloignés pour ressaisir notre filon morphologique. Il nous a fallu refuser le sens auditif à une foule d'animaux à qui le besoin d'étendre à toute l'animalité, à défaut d'un autre anthropomorphisme, nos besoins et nos facultés, avait fait décerner des appareils auditifs, poils ou otocystes. Ces êtres, très élevés parfois dans la série, ne jouissent, en réalité, que du sens de l'espace révélé par contact, puis par ébranlements communiqués au milieu : ébranlements réguliers ou irréguliers, lents ou rapides, provoquant l'impression d'une trépidation plus ou moins délicate et rythmée, mais jamais celle d'un son tonal, d'une hauteur caractérisée. Ce n'est que plus tard, chez les animaux aériens surtout, que l'adaptation à l'analyse des ébranlements délicats et ténus, et surtout l'apparition du limaçon, ont permis l'acquisition de cette notion nouvelle.

Nous avons vu la fonction du prolongement, cil rigide ou flagellum mou; la formation des récepteurs concaves, des palpes convexes, du tentacule, de la massue oscillante, sa transformation en appareil otolithique ouvert, puis clos ; le rôle du grelot otolithique, sa rétrocession devant un nouvel agent, le courant, le tourbillon endolymphique et tout l'appareil compliqué auquel la nécessité d'une appréciation de courant liquide donne lieu : canaux semi-circulaires, ampoules, crètes ; le jeu de la masse utriculaire, de l'étrier, les inclinaisons du plan d'oscillation de la chaîne des osselets, et la relation directe entre l'incidence des ébranlements extérieurs et les appréciations des nerfs ampullaires.

Enfin, notre dernière hypothèse s'adressait au mécanisme de la plus récente des acquisitions du sens auriculaire, celle du son, et nous avons cherché dans une route absolument différente des routes frayées avant nous.

Tout ce qui n'est pas l'organe périphérique a été laissé de côté, comme n'appartenant plus strictement au sens auriculaire, mais à des opérations d'une nature déjà très complexe. D'ailleurs la prudence la plus élémentaire nous interdisait ce terrain, où l'hypothèse elle-même ne peut se définir, faute d'un substratum anatomique suffisant.

Nous avons en outre fait de l'appareil musculaire de la caisse et de la trompe d'Eustache, une annexe des muscles de la déglutition, dont la synergie préserve l'appareil membraneux et l'oreille interne des inconvénients du changement brusque de la pression aérienne.

Paris, le 1er Mai 1890.

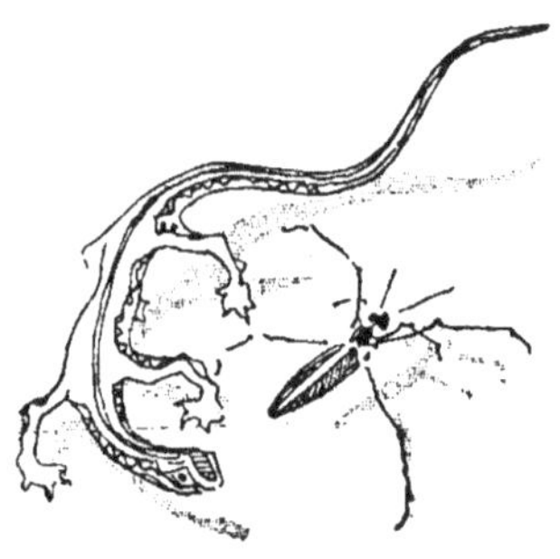

Lille Imp. L. Danel.

www.ingramcontent.com/pod-product-compliance
Lightning Source LLC
LaVergne TN
LVHW012001160826
845678LV00002B/658

9782329682228